作者简介

　　李　菲　女，医学硕士，管理学博士，中国医疗保健国际交流促进会健康保障分会委员，中国老年医学学会院校教育分会委员，山西省法学会卫生法学研究会理事。山西医科大学从事卫生管理教学科研工作，主要研究方向为卫生政策与管理、医疗保障，主持省部级课题6项，发表学术论文10余篇，参编著作2部。

光明社科文库
GUANGMING SOCIAL
SCIENCE LIBRARY

政府对医院投入机制的
国际比较与借鉴

——基于英国、德国和美国的经验分析

李 菲◎著

光明日报出版社

图书在版编目（CIP）数据

政府对医院投入机制的国际比较与借鉴：基于英国、德国和美国的经验分析 / 李菲著 . -- 北京：光明日报出版社，2018.10

ISBN 978 - 7 - 5194 - 4718 - 2

Ⅰ . ①政… Ⅱ . ①李… Ⅲ . ①公共卫生—方针政策—研究 Ⅳ . ①R1

中国版本图书馆 CIP 数据核字（2018）第 237468 号

政府对医院投入机制的国际比较与借鉴：基于英国、德国和美国的经验分析

ZHENGFU DUI YIYUAN TOURU JIZHI DE GUOJI BIJIAO YU JIEJIAN：JIYU YINGGUO、DEGUO HE MEIGUO DE JINGYAN FENXI

著　　者：李　菲	
责任编辑：庄　宁	责任校对：赵鸣鸣
封面设计：一站出版网设计部	责任印制：曹　净

出版发行：光明日报出版社

地　　址：北京市西城区永安路 106 号，100050

电　　话：63131930（邮购）

传　　真：010 - 67078227，67078255

网　　址：http：//book. gmw. cn

E - mail：zhuangning@ gmw. cn

法律顾问：北京德恒律师事务所龚柳方律师

印　　刷：三河市华东印刷有限公司

装　　订：三河市华东印刷有限公司

本书如有破损、缺页、装订错误，请与本社联系调换，电话：010 - 67019571

开　　本：170mm×240mm	
字　　数：186 千字	印　　张：14
版　　次：2019 年 1 月第 1 版	印　　次：2019 年 1 月第 1 次印刷
书　　号：ISBN 978 - 7 - 5194 - 4718 - 2	
定　　价：68.00 元	

前　言

为促进健康公平，维护社会成员的基本健康权，政府在卫生领域有不可推卸的筹资责任，更形象地说，就是政府应当进行卫生投入，政府卫生投入对促进卫生事业良性发展有着至关重要的作用。然而，长期以来，我国政府卫生投入的状况并不乐观，由此而引发了种种社会问题。1986—2000 年，我国政府卫生支出占卫生总费用的比重由 38.7% 持续下降至 15.5%，而个人卫生支出占卫生总费用的比重则呈现与其相反的变化趋势，至 2000 年达到了 59%。政府卫生投入缩减的直接后果是居民个人卫生费用负担加重，更直接说就是导致了"看病贵"的问题。我国于 2009 年启动的新一轮医药卫生体制改革进而重申了政府卫生投入的重要性，并明确提出"建立和完善政府卫生投入机制"的政策纲领。对此，需要进一步指出的是，政府对公共卫生和医疗服务的投入并不能一概而论。医疗服务的复杂性使得政府在制定相关政策时，在健康公平、财政负担和效率损失等方面陷入两难境地，即政府要实现人人享有基本医疗服务的目标，不仅需要增加公共筹资，扩大社会安全网和减少居民个人现金支付，还要花大力气改进医疗资源的配置效率和技术效率。因此，政府在加大投入为所有人提供健康保护和分担筹资风险时，如何形成完善而合理的医疗服务供方市场投入机制至关重要。这正是本研究立题的出发点。考虑到在医疗服务供方市场中，医院作为多投入、多产出的部门，占有了大量卫生资源，且供给行为最为复杂，本研究将其作为研究焦点，着重探讨如何构建形成完善而合理的政府对医院的投入机制，以更好地促进健康公平和提高服务效率。

作为一篇探索性研究，本书的逻辑起点从制度视角切入。即医疗保障制度安排从根本上体现了一个国家政府在医疗卫生领域的角色定位，决定了该国卫生政策的基本取向和卫生筹资的主要方式，进而也直接影响政府对医院的投入行为。本文认为，基于不同医疗保障制度研究政府对医院的投入机制，并辅以考虑典型的社会经济文化环境，能够对政府投入行为的形成背景和基本特性有更全面的理解。本文采用案例研究和比较研究的方法，以英国、德国和美国政府对医院投入机制为研究对象，以制度要素为分析视角，通过研究、归纳和比较三个国家政府对医院的投入机制的异同点，以期为我国完善政府对医院的投入机制提供有益借鉴。

全书共分为七个章节，三大部分。第一部分为研究设计和理论基础，包括第一、二章两个章节。第一章，绪论，阐述研究政府对医院投入机制的背景、目的及意义，并对研究中所涉及的主要概念进行界定，梳理国内外研究现状，提出论文的整体结构和具体研究方法。第二章，理论基础，基于市场失灵理论、新公共管理理论和治理理论，探讨政府干预医疗卫生领域的基本路径，即为维护和促进健康公平，在不同的经济社会文化环境下，不同国家政府就纠正市场失灵和提高管理效能如何进行行为抉择。第二部分为国际比较研究部分，包括四个章节。第三到五章，分别归纳总结英国、德国和美国政府对医院的投入机制，基本的分析框架是：首先，分析政府对医院投入行为的制度环境，即阐述该国家经济政治文化环境及现代医疗保障制度的基本特征。其次，分析政府对医院的具体投入机制，包括资金来源、投入对象、投入方式与监管。最后，分析政府投入行为对医院服务供方市场的影响，包括医院的数量、结构与服务提供情况。第六章，比较与评价三个国家政府对医院的投入机制。投入机制比较，侧重于考量政府角色定位不同是否影响政府对医院的投入行为；投入机制评价，则侧重于考量不同的政府投入机制是否对整个医院体系的资源配置水平、医疗费用水平和服务供给成效产生影响。第三部分为我国政府对医院投入机制的研究部分，包括第七章一个章节。第七章是本研究的落脚点所在，仍然按照前面提出的分析框架，首先梳理我国政府对医院投入的制度环境，其次分析我国政府对医院投入的政策实践历程和现阶段面临的主要问题，最后借鉴国际经验提出完善我国政府对医院投入机制的对策建议。

目　录
CONTENTS

第一章　绪　论 …………………………………………… 1

一、研究问题的提出 ……………………………………… 1

（一）研究缘起 …………………………………………… 1

（二）问题的提出 ………………………………………… 4

二、研究所涉及的主要概念 ……………………………… 6

（一）政府卫生投入 ……………………………………… 6

（二）医院 ………………………………………………… 7

（三）政府对医院投入机制 …………………………… 10

三、研究文献综述 ……………………………………… 10

（一）国外文献研究综述 ……………………………… 10

（二）国内文献研究综述 ……………………………… 14

四、研究内容及逻辑结构 ……………………………… 19

（一）研究内容 ………………………………………… 19

五、研究方法、创新和不足 …………………………… 21

（一）研究方法 ………………………………………… 21

（二）创新和不足 ……………………………………… 24

第二章　理论基础 ································· 25

一、市场失灵理论 ······························· 25

（一）市场失灵的表现 ························· 25

（二）医疗服务市场失灵 ····················· 27

（三）医疗保险市场失灵 ····················· 28

二、新公共管理理论 ···························· 29

三、治理理论 ································· 31

四、小结 ···································· 33

第三章　英国医院的政府投入机制 ················· 37

一、英国的政治、经济与社会文化 ··············· 37

二、英国医疗保障制度安排：国家健康服务制度 ······ 41

三、政府对医院的投入机制 ····················· 45

（一）英国医疗保健体制运行的组织结构 ········· 45

（二）政府投入资金的来源 ··················· 50

（三）政府投入资金的分配及使用 ············· 52

（四）小结 ································· 60

四、政府投入行为对医院发展的影响 ·············· 63

（一）英国医院的数量与结构 ················· 63

（二）英国医院服务提供情况 ················· 66

第四章　德国医院的政府投入机制 ················· 67

一、德国的政治、经济与社会文化 ··············· 67

二、德国医疗保障制度安排：法定健康保险制度 ······ 71

三、政府对医院的投入机制 ····················· 78

（一）德国医疗保健体制运行的组织结构 ········· 78

（二）政府投入资金的来源 ……………………………………… 85

（三）政府投入资金的分配和使用 ……………………………… 87

（四）小结 ………………………………………………………… 93

四、政府投入行为对医院发展的影响 ……………………………… 96

（一）德国医院的数量与结构 …………………………………… 96

（二）德国医院服务提供情况 …………………………………… 102

第五章　美国医院的政府投入机制 ………………………………… 104

一、美国的政治、经济与社会文化 ………………………………… 104

二、美国医疗保障制度安排：以私人健康保险计划为主体，

　　辅以公共医疗保障项目 ………………………………………… 108

三、政府对医院的投入机制 ………………………………………… 115

（一）美国医疗保健体制运行的组织结构 ……………………… 115

（二）政府投入资金的来源 ……………………………………… 119

（三）政府投入资金的分配和使用 ……………………………… 122

（四）小结 ………………………………………………………… 129

四、政府投入行为对医院发展的影响 ……………………………… 131

（一）美国医院数量与结构 ……………………………………… 131

（二）美国医院服务提供情况 …………………………………… 139

第六章　政府对医院投入机制的比较与评价 ……………………… 141

一、政府角色及其影响因素 ………………………………………… 141

（一）英国：福利共识与 NHS 强调政府主导 ………………… 142

（二）德国：社会保障诉求与 SHI 强调政府宏观管理和监督 … 143

（三）美国：崇尚自由主义与医疗保障强调政府"有的放矢" … 145

二、政府投入机制比较 ……………………………………………… 146

（一）差异性分析 ························· 146

（二）趋同性分析 ························· 147

三、政府投入机制评价 ························· 150

（一）医院资源配置与费用支出 ················ 150

（二）医院服务利用 ······················ 152

（三）医院服务绩效 ······················ 154

第七章　完善我国政府对医院投入机制的对策建议 ········· 161

一、我国政府对医院投入的制度环境 ·············· 161

（一）我国卫生事业的基本性质 ················ 161

（二）我国医疗保障制度的发展与演变 ············· 163

二、我国政府对医院投入的具体实践 ·············· 169

（一）政策实践历程 ······················ 169

（二）问题剖析 ························· 174

三、完善我国政府对医院投入机制的对策建议 ·········· 179

（一）明确政府的角色定位，厘清政府对医院投入的责任 ···· 179

（二）以促进健康公平、合理配置医院资源为核心，

　　　完善财政补偿机制 ··················· 182

（三）以加强竞争、促进医院服务优质高效为核心，

　　　建立社会医疗保险主导的医院服务购买机制 ······· 183

参考文献 ······························· 188

第一章

绪　论

一、研究问题的提出

（一）研究缘起

在卫生领域，政府应该做什么？如何做？一直是备受关注的问题。世界银行早在 1993 的世界发展报告中就提出，"基于公共卫生的公共产品特征、公共卫生及基本医疗保健对穷人减轻贫困重要性，政府应当在医疗卫生部门发挥重要作用，并指导医疗卫生体系的改革"（Word Bank，1993）。世界卫生组织在 2010 年的世界卫生报告中亦指出，"政府有责任保证每个人都能够获得自己所需要的卫生服务，并且保证每个人不会因为使用卫生服务而遭受经济风险"（WHO，2010）。政府在卫生领域的重要性由此可见一斑，这也直接决定了政府在卫生领域有不可推卸的筹资责任，更形象地说，就是政府应当进行卫生投入，政府卫生投入对促进卫生事业良性发展有着至关重要的作用。

尽管如此，长期以来，我国政府卫生投入的状况并不乐观，由此引发种种社会问题。根据中国卫生和计划生育统计年鉴（2016 年），1978—

2015 年，尽管政府卫生支出的总额度逐年增加，由最初的 35.44 亿元上升到了 12475.28 亿元，但其占卫生总费用的比重则没有呈现逐年上升趋势。如图 1－1 所示，我国政府卫生支出占卫生总费用的比重在 1986—2000 年的 15 年间由 38.7% 持续下降至 15.5%，自 2003 年"非典"之后才开始有较为明显的回升；而同期个人卫生支出占卫生总费用的比重则呈现与其相反的变化趋势，2001 年一度达到了 60%。政府卫生投入缩减的直接后果是居民个人卫生费用负担的加重，更直接地表现是导致了"看病贵"的问题。对此，2009 年《中共中央国务院关于深化医药卫生体制改革的意见》（中发〔2009〕6 号）中，明确指出，"政府卫生投入不足，医药费用上涨过快，个人负担过重，对此人民群众反映强烈"，因此，该意见中一再强调深化医药卫生体制改革应强化政府责任与投入，提出了"建立和完善政府卫生投入机制"的政策纲领。"政府卫生投入"成为我国 2009 年启动的"新一轮医改"的关键词之一，对今后我国卫生工作发展的重要性不言而喻。

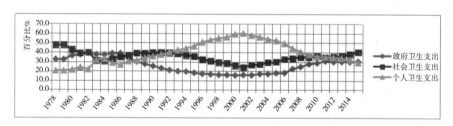

图 1－1 中国卫生总费用筹资结构（1978—2015 年）

数据来源：中国卫生和计划生育统计年鉴（2016）．

政府卫生投入是个极为复杂的过程，需要斟酌考量投什么、怎么投、投多少的问题。首先是"投什么"。一般而言，按照卫生服务的经济学特征，可将其分为公共产品和个人产品，其中公共产品分为纯公共产品和准公共产品，个人产品分为必需消费品和特需消费品。其中，纯公共产品具有非竞争性和非排他性，是政府公共支出的主要项目；准公共产品不完全具备非竞争性和非排他性，但存在一定的外部效应，当外部效应为正时，则意味着该产品的提供可以产生大于直接消费效益的社会效益，通常由政府和市场共同提供；个人必需品是指被社会认为是人人应该得到的卫生服务，具有价格弹性较小、有显著疗效、治疗成本效益好等特点，由于其与个体的健康息息相关，被视为公民的基本权利之一，因此，政府也因尽力保证这类卫生服务对全体公民的可及性；个人特需品是根据个体的消费能力和偏好自由选择的服务，应当充分发挥市场配置资源的作用，由市场来提供。诚然，医疗卫生产品具有相当的复杂性，需要进行深入探究来合理界定众多且多样化的卫生服务需求的经济学属性，进而有针对性地纳入政府卫生支出的范畴。

其次是"怎么投"。这主要是讨论政府卫生投入路径的问题，是直接补贴供方，即政府直接对服务提供者进行补贴；或是补贴需方，即政府直接对消费者进行补贴。"补供方"与"补需方"，一度被认为是决定了两种不同的卫生服务的模式，而成为医疗体制改革争论的焦点（关志强，2007）。但"补供方"不是"养供方"（顾昕，2008）。"补供方"和"补需方"可能体现在不同类型的卫生服务中，如公共卫生服务和医疗服务；也可能体现在卫生服务形成的不同阶段中，如卫生资源配置阶段和卫生服务供给阶段。所以，"补供方"与"补需方"是应协调而推进的，只是如何分工协作需要深入推敲。此外，"怎么投"的问题中还涉及了中央政府和地方政府在卫生投入中角色的界定。在我国财政分权的体制下，明确中央和地方政府健康发展责任至关重要（孟庆跃，2008）。

最后是"投多少"，即纳入政府投入范围的卫生服务，政府是全额负担还是部分负担。这既需要考虑财政负担，也需要考虑效率损失的问题，以及使用者付费引致的不公平问题。为了提高效率、增进公平，政府卫生投入对不同的服务、服务对象以及服务提供者应区别对待（魏颖，杜乐勋，1998）。

综上所述，政府卫生投入的重要性和复杂性不言而喻，有待开展深入而细致的研究。

（二）问题的提出

世界银行在 1993 年世界发展报告《投资于健康》中指出，"卫生服务在两个根本不同的方面与家庭发生密切联系。公共卫生计划是解决全部人口或部分人口的健康问题，这一计划的目的在于防止疾病或伤残；临床医疗服务则对个人的需求做出相应的反应，这一服务一般为病患者治疗或解除其痛苦"（Word Bank，1993）。本文认同该观点，卫生服务总体上可分为公共卫生服务和医疗服务两大类，前者以疾病预防为目标，包括向全社会同时提供的治理环境污染、消灭疾病传播源和健康宣讲等，也包括针对部分人口进行的免疫接种和传染病治疗；后者则以疾病的临床治疗为目标，是针对单个患病个体而采取临床服务措施。服务内容直接决定了两类卫生服务的经济学属性并不相同，公共卫生服务体现了纯公共产品和准公共产品的特点，医疗服务则更多体现了个人消费品的特点。因此，政府对公共卫生和医疗服务的投入不能一概而论。

相较于公共卫生服务而言，医疗服务过程更为复杂。首先，疾病和伤害发生的普遍性决定了医疗服务是社会成员的基本需求，除去特需医疗服务外，价格变动对其的调节不灵敏，当完全依赖患者自费时，容易导致因病致贫。其次，医疗服务的供方在医疗服务过程中具有信息优势，是医疗服务提供的主导者，当其有利益驱动时，极易产生诱导需求。再次，医疗服务的个体差异和高技术含量的特点，使得医疗费用的发生合理与否难以判定，医疗服务行为监管难度大。最后，在医疗服务的过程中，当患者无须付费或者支付很少费用时，容易产生道德风险。医疗服务的复杂性使得政府在制定相关政策时，在健康公平、财政负担和效率损失等方面陷入两难境地。而在当前人口老龄化、疾病模式转变的现实情境下，该种困境更加凸显。

对此，我们应该意识到，实现全民健康保健，使人人公平享有包括基本医疗服务在内的基本卫生服务，不仅取决于增加公共筹资，扩大社会安全网和减少居民个人现金支付，还要花大力气改进卫生资源的配置效率和技术效率（WHO，2010）。而卫生资源的利用在很大程度上由供方市场决定，为提高效率与公平而采取的供方约束成为卫生保健体制能够成功的先决条件（程晓明，2012）。这意味着政府在加大投入尽力为所有人提供健康保护和分担筹资风险时，如何形成完善而合理的供方市场投入机制至关重要。这也正是本研究立题的出发点。

在医疗服务供方市场中，医院作为多投入、多产出的部门，占有了大量卫生资源，且供给行为最为复杂。在大多数 OECD 国家，医院费用支出约占卫生总费用的 30%，约占 GDP 的 3%（Maierrigaud，2012）。在我国，根据我国卫生和计划生育统计年鉴（2016），2015 年医院总收入达22878.9 亿元，占当年各类医疗卫生机构总收入的 77.5%，占当年卫生总费用的 55.8%。鉴于医院在医疗服务供方市场中的特殊地位，本研究将其作为研究焦点，着重探讨如何构建形成完善而合理的政府对医院的投入机制，更好地促进健康公平和提高服务效率。具体而言，会涉及这样一些问题：①政府的角色定位。即讨论政府干预医院服务市场的必要性。②政府如何区别对待公立医院和私立医院。即讨论政府干预医院服务市场的基本路径。③政府投入资金的来源与分配机制。本研究正是围绕上述问题，旨在结合国际经验和我国的现实情况进行深入探讨。

二、研究所涉及的主要概念

（一）政府卫生投入

政府对医院的投入，是政府卫生投入的一个子内容。首先应对政府卫生投入的概念有清晰的认识。

从国内文献来看，我国学者们普遍将政府卫生投入解释为政府财政支出行为，具体的表述有：1. 政府卫生投入，也被称为政府预算卫生支出，是各级政府用于卫生事业的财政拨款，在我国卫生总费用核算体系中，其与社会卫生支出和个人现金卫生支出共同构成卫生总费用的筹资来源（方鹏骞，董四平，肖婧婧，2009；臧芝红，孙玉栋，2014）。2. 政府投入公共卫生服务就是政府在成本测算、成本效益分析的基础上，根据居民的健康需求，按照一定的程序和规范，将财政资金直接投入到卫生服务（孔丽丽，2010）。3. 从经济学角度看，政府投入是以国家为主体，以政策为导向，以财政的事权为依据的一种财政资金分配活动，是一种经济行为，目的是为了弥补市场失灵，最终满足社会成员的需要（郭滇华，2010）。4. 政府卫生投入，也称为"税收为基础的卫生支出"，是指中央政府、省级政府以及其他地方政府对卫生的支出（屠彦，2012）。5. 政府卫生支出，是政府对医疗卫生领域的投入，即政府卫生投入（杨亮，2012）。6. 政府卫生投入是卫生总费用的重要组成部分，目的在于改善卫生服务条件，保证医疗卫生机构向社会成员提供良好的医疗卫生服务，以提高居民健康水平，是政府在卫生领域责任的体现（万泉等，2012）。

国际文献中普遍使用公共投入（public funding）取代政府投入。公共投入既包括政府财政预算支出，也包括政府强制推行的社会医疗保障计划的支出。世界卫生组织卫生总费用核算体系和 OECD 卫生总费用核算体系（SHA 2011），也将卫生总费用按照筹资来源分为广义政府卫生支出和私人卫生政府，广义政府卫生支出包括狭义的政府财政卫生支出和社会医疗保障支出，私人卫生支出是商业健康保险和家庭现金付费等非公共性质的卫生支出。

本研究按照国际惯例来定义政府卫生投入，即政府为"广义政府"，政府卫生投入既包括政府作为责任主体，将财政资金以直接或间接的方式投入到卫生领域，包括政府通过强制推行社会医疗保障计划为卫生筹资。此外，政府的相关支撑政策尽管并未涉及直接的"资金投入"，但作为政府对卫生的"软投入"也应被纳入其中。如美国政府向公立医院提供融资担保（顾昕，2012）。因此，本研究对政府卫生投入的界定是，政府作为责任主体对卫生领域的投入行为，包括政府财政拨款行为，社会医疗保障筹资行为，政府非财政支出的政策行为。后者是政府依据其公共权威、公信力制定的政策，支撑卫生事业的发展。尽管不涉及政府财政支出，但也不失为一种有效的政府投入方式。

（二）医院

冯文（2000）指出，"由于在病人家里或者医生的诊所里，达不到解决很多健康问题所需要的医学治疗和个人保健的条件，现代社会成立一种专门的机构以帮助社会成员解决复杂的健康问题，这种机构即医院"。曹荣桂（2011）在《医院管理学（概论分册）》中将医院定义为，"医院是诊治疾病、护理病人的医疗机构，是面向民众或特定人群提供医疗保健服务的场所，备有一定数量的床位设施、相应的医务人员和必要的设备，通过依法获得有执业资格的医务人员的集体协作，对住院或门诊患者实施科学、规范的诊疗、护理服务。"上述观点揭示了医院不同于普通医师诊所的两大特点，一方面，医院由医务人员集体协作，医疗设备更齐全，医疗技术更丰富，医疗服务水平相对更高；另一方面，医院配备有一定数量的病床，能为患者提供住院治疗服务，这也是医院最重要的服务功能。这两大特点决定医院是医疗服务体系不可或缺的组成部分，在医疗服务体系中的重要性不言而喻。本研究中所提及的医院正是医疗服务体系中诊疗水平相对更高且承担疾病住院治疗功能的医疗机构。

医院按照不同的属性可划分为多种类型，如我国卫生和计划生育统计年鉴按照服务功能将医院分为综合医院、中医医院、专科医院、中西医结合医院等；按照医院规模和医疗水平等分为三级、二级和一级医院，各级医院中又包括甲、乙、丙等几个等级；按照经济类型分为公立医院和民营医院。基于政府卫生投入的公共属性，本研究重点关注以下类型医院：

1. 公立医院和私立医院

中国医疗卫生界最为关心的政策议题就是政府到底应该拨给公立医院多少款项（顾昕，2012）。那么，究竟何为公立医院？可借鉴学术界对公立医疗机构和私立医疗机构概念的阐述。王虎峰（2009）指出，"按照国际通用的分类方法，医疗机构按照发起人的属性可以分为公立和私立两大类型，公立医疗机构可以是各级政府出资兴办，也可以是军队出资兴办，私立医疗机构可以是自然人、法人、社会团体等非政府组织出资兴办。"胡广宇（2012）指出，"医疗机构按经济类型划分，可分为公立医疗机构和非公立医疗机构，公立医疗机构是指经济类型为国有全资和集体全资的医疗机构；非公立医疗机构是指除国有和集体之外的医疗机构，包括股份合作、联营、私有、港澳台独资、内地和港澳台合资合作、中外合资合作的医疗机构。"《中国卫生和计划生育统计年鉴》（2013）中"编者说明"部分也明确指出，"我国公立医疗卫生机构包括登记注册类型为国有和集体办的医疗卫生机构；非公立医疗卫生机构包括联营、股份合作、私营、台港澳投资和外国投资等医疗卫生机构。"根据上述观点，可以认为，公立医院是以举办主体作为确立依据，主要是指政府出资兴办的医院，在我国还包括植根于计划经济体制的由国有企事业单位举办的集体所有制医院。非公立医院则是我国学界和业界对"公立医院"以外的其他医院的总称，意在强调在医疗卫生服务体系不断充盈过程中其他医院与"公立医院"的区别，在国际上通常被称为私立医院。

2. 非营利性和营利性医院

非营利组织及非营利医疗机构是 20 世纪以来在国际社会发展过程中诞生的重要社会组织，它在弥补市场缺陷，分担政府公共服务职能，提供公益性服务方面发挥了不可或缺的作用（王虎峰，2009）。我国《关于城镇医药卫生体制改革的指导意见》（国办发［2000］16 号）和《关于城镇医疗机构分类管理的实施意见》（卫医发［2000］233 号），也明确提出将医疗机构分为非营利性和营利性两类进行管理，非营利性医疗机构在医疗服务体系中占据主导地位。随着 20 世纪 70 年代末 80 年代初新公共管理运动的兴起，非营利组织已经成为公共服务领域备受关注的焦点。研究政府与非营利组织的关系由此也显得十分重要。我们首先对非营利性和营利性医疗机构的概念进行梳理。

我国《关于城镇医疗机构分类管理的实施意见》（卫医发［2000］233 号）依据经营目的，按照医疗服务所得收益的分配，来划分非营利性和营利性医疗机构，即强调非营利性医疗机构不以营利为目的，收入用于弥补医疗服务成本，收支结余只能用于机构自身发展，而营利性医疗机构的医疗服务收益可用于投资者经济回报。国际上对非营利组织的界定不仅仅基于其非营利性的特点。如美国约翰·霍普金斯大学非营利组织比较研究中心认为，凡具有非营利性、组织性、自治性、民间性和志愿性这 5 个特征的组织可被视为非营利组织，这也是目前普遍接受的关于非营利组织的定义。套用该定义，对于非营利性医疗机构的理解，除应强调其非营利的特点外，还应将自治性、民间性、志愿性的特征囊括进来，即非营利性医疗机构也具有非政府性的特点。因此，按照国际通用的医疗机构分类方法，非营利性和营利性医疗机构是针对非政府办的医疗机构，即将非政府办的医疗机构根据其经营目的划分为非营利性和营利性医疗机构。

综上所述，本研究认为，按照国际通用分类方法，医院按发起人属性分为公立和私立两大类，私立医院按照设立目标和运行规则分为非营利性和营利性医院。

（三）政府对医院投入机制

根据《辞海》对"机制"一词的定义，"机制"原指机器的构造和工作原理，也指有机体的构造功能和相互关系，或泛指一个工作系统的组织或部分之间相互作用的过程和方式。在现代学科研究中，社会学、经济学、政治学等人文社会科学研究中也广泛使用"机制"一词，形容相关主体之间的作用方式和过程。本研究探讨政府对医院的投入机制，也是侧重于讨论政府作为责任主体对医疗服务提供者"医院"给予投入的方式和实践过程。政府投入机制直接关系到各类型医院的功能定位、运行和发展，良好的政府投入机制一方面应力求实现医院服务体系的有效性，即医院能有效地满足社会成员的医疗服务需求，能适应医学模式的转变，保护和增进人们的健康；另一方面则力求实现医院服务体系的经济性，即优化资源配置，减少浪费，以较低的成本，提供优质的医疗服务。

三、研究文献综述

（一）国外文献研究综述

1. 关于政府通过公共财政支出干预医疗服务供需必要性的研究

Arrow（1963）对医疗服务市场的特殊性进行了开创性研究，提出医疗服务需求是不可预测的、医疗服务供给具有很大的不确定性、患者在购买医疗服务的过程中对医疗服务产品的基本信息不了解、医疗服务提供强调信任因素即医生更应关注患者的福利而非自利，这些特性决定了医疗服务市场属于不完全竞争市场，无法通过市场手段达到帕累托意义上的最优状态，非市场化手段的干预是必要的。这篇文献被誉为卫生经济学研究领域的开山之作，而文中关于医疗服务市场特殊性的阐述也为世界范围内医疗保健体制的建构提供了理论依据。国外学者关于政府通过公共财政支出干预医疗服务供需必要性的研究也由此而日益丰富，相关论点有：

第一，私人医疗保险市场失灵使得政府有必要提供一个化解个人风险的制度。Rothschild & Stiglitz（1976）系统论述了保险市场的逆向选择现象，被保险人的逆向选择行为使得保险人集结了大量高风险人群，保险人为降低运行风险而提高费率，这使得越来越多的人买不起保险。Browne（1992）依据 Stiglitz 的观点，讨论了私人医疗保险市场的信息不对称问题，指出被保险方的逆向选择和保险方的"撇脂"行为使得高疾病风险人群往往被私人医疗保险市场排除在外，私人医疗保险市场失灵需要政府干预。第二，政府有必要帮助低收入群体获得必要的医疗卫生服务。World Bank（1993）指出，除考虑部分医疗卫生服务属于公共产品以及弥补因不确定性和保险市场缺陷造成的问题，政府在卫生部门发挥作用的理由还在于保护低收入人群以减少贫困。Pradhan（1996）系统研究了公共财政支出问题，指出在卫生领域，财政参与提供非营利性医疗保险服务有助于纠正市场缺陷和帮助低收入人群。WHO（2000）也指出，卫生系统不仅与增进健康有关，还关系到保护社会成员免遭疾病导致的经济损失，而政府作为卫生系统运行的最终责任者对此负有持久的职责。第三，政府保障社会成员对医疗服务的需求，可以被视为对人力的投资，有利于保护社会人力资源，进而提高社会生产力水平。Grossman（1972）提出了健康资本的概念并构建形成健康需求的人力资本模型，其认为健康也是一种投资品，投资健康直接影响人力资本的生产力水平，而医疗服务利用或消费则是健康投资的必要手段。

2. 关于医院公共筹资机制研究

正是由于医疗卫生服务市场是一个不能听凭市场调节的领域，需要政府给予干预，因此，世界各国均寻求合理的卫生政策来改善国内卫生服务的提供。相关学者的研究正是以此为中心展开的，其中即包括研究合理可行的公共筹资机制来提升医院服务的公平和效率。具体研究内容主要包括以下几个方面：

第一，侧重于讨论医院的资本投资（capital investment）。卫生系统构建的一项重要任务是根据人群的卫生服务需求确定适当的卫生服务供给，并进一步确定适当的卫生服务机构的数量。其中，投资建设医院以确保医院服务的供给是重要的议题。McKee & Healy（2002）系统研究了欧洲地区医院的发展和变革，提出公共资金对医院资本的投入与医院的所有制结构相关，而且随着公共筹资政策的演变，医院不再是传统意义上的公立、慈善和私立营利性三种类型，还包括政府所有并管理的医院（government-owned and managed hospitals）、公法人医院（public-sector autonomous hospitals）、公共管理的私立医院（public management of privately owned hospitals）等类型。Rechel et al（2009）就欧洲地区医院资本投资展开研究，指出在大多数的欧洲国家，公共筹资仍是医院资本投入的主要来源，但 PPP 方式正在成为一种新兴的筹资来源，政府应通过制定合理的规划（planning）和规章制度（regulations）来管控医院资本投入的成本、风险和价值。

第二，侧重于讨论医院服务的支付机制（payment mechanisms）。Saltman & Figueras（1998）指出，在西欧地区，随着税收筹资的健康保险体系的建立，西欧国家对医院服务的支付机制从传统的项目预算支出（line-item budget）向绩效导向的支付方式转变。Langenbrunner & Wiley（2002）系统梳理的欧洲国家医院服务的支付方式的变革，指出由于卫生筹资结构的重组，独立的工资税取代传统的公共预算成为主要的卫生筹资方式，合同购买和绩效导向的支付机制成为医院服务支付的主流形式，如按日支付（payment per day）、按病例支付（payment per case）、总额预算（global budget）、按人头付费（capitation）等。Busse et al（2006）通过对欧洲9个国家 DRGs 支付体系的分析，指出尽管 DRGs 正逐渐成为多数发达国家支付医院服务费用的主要手段，但不同国家的 DRGs 支付体系都存在一定的缺陷，有待进一步的改进和完善。

第三，侧重于讨论公共筹资机制与医院服务效率的关系。Maniadakis et al（1999）通过计算曼奎斯特（Malmquist）指数来评价英国内部市场化改革对医院服务效率的影响，指出在改革推行的第一年医院的生产效率是下降的，但在随后几年当中医院生产效率明显提升，且这主要源于医院技术效率的改善。Mobley & Magnussen（1998）通过对挪威和美国加利福尼亚州医院的实证研究，分析制度环境是否显著影响医院的生产效率水平，结果显示以公共资金作为主要筹资来源且接受政府严格规制的挪威医院体系整体服务效率更高。Maierrigaud（2012）指出，在医院总费用不断攀升的现实背景下，如何加强医院间的竞争以提高资金效用成为卫生政策研究的热点问题。OECD 国家普遍通过公私混合提供医院服务、赋予医院更大的自主管理权、基于 DRGs 确定医院服务价格等加强医院间的竞争，有效的竞争机制在于是否能激励医院积极提高服务效率和服务质量。Kumar & Schoenstein（2013）比较分析了德国和其他 OECD 国家医院的筹资机制、总体规模和服务提供情况，指出将服务质量引入医院筹资机制对管控医院总体规模和提高服务效率至关重要。

（二）国内文献研究综述

1. 关于政府卫生投入责任的研究

在《2000 年世界卫生报告》中，世界卫生组织对 191 个成员国的卫生系统绩效进行了评价，评价维度包括人群健康水平、卫生筹资公平性及卫生系统反应性三个层次。其中，关于卫生筹资的公平性程度，我国位列所有成员国的第 188 名，仅稍好于巴西、缅甸和塞拉利昂。"看病难、看病贵"问题不断加剧、2003 年 SARS 危机爆发，一系列的社会问题推动学者们重新审视我国卫生筹资的结构，并进而展开系列关于政府卫生投入责任的讨论。宋晓梧（2001）指出，我们应当把公平更鲜明地写到社会发展的旗帜上来，政府应当把更多的财力投向包括卫生发展、医疗保险以及养老等维护社会公平的社会事务上来。王绍光（2003）指出，1980—2000 年，政府预算支出占卫生总费用的比重从 36% 降低到 14.9%，居民个人卫生支出占比则从 23% 提高到 60.6%，医疗卫生费用主要由个人负担必将引起医疗卫生的不平等。陈宁姗、李建（2003）通过对部分欧洲国家和亚洲国家政府卫生投入情况的梳理，指出政府卫生投入是反映一个国家或地区政府对健康发展支持程度的重要指标，政府卫生投入应保障公共卫生产品的供给、应帮助弱势群体获得基本医疗卫生服务。刘军民（2005）认为，卫生投入结构的过度市场化使得医疗服务体系布局和结构、公共卫生服务重点及技术路线选择等逐步偏离了社会公益方向，人民群众看病难、看病贵等问题日益凸显，公共卫生体系日渐薄弱偏废，卫生服务享有公平性逐步恶化，应确立公共卫生和基本医疗支出的政府主导地位。李俭峰、冯豫红（2006）认为，在我国市场经济体制转归的过程中，政府职能的缺失致使医疗卫生领域服务行为扭曲且效率低下，这要求政府切实承担起医疗卫生保障方面的责任，加大政府卫生投入，保障公民的医疗卫生服务需要。顾昕（2010）指出，20 世纪 90 年代以来，随着我国政府在医疗卫生领域的公共筹资责任和行为的弱化，我国出现了严重的卫生不公平现象。当前，充分发挥公共财政在医疗卫生等社会领域的积极作用，对我国市场经济可持续发展具有重大意义。

2. 关于政府卫生投入行为的研究

上述文献围绕纠正市场失灵和促进社会公平，讨论了政府应在医疗卫生领域的角色定位，提出政府应主力承担卫生筹资责任，切实加大卫生投入，保障人群对基本医疗卫生服务的需要。基于以上共识，相关文献就如何改善政府卫生投入行为以提高资金使用效率进行了进一步讨论。其一，强调在加强政府卫生投入的同时，引入市场竞争机制，政府应与市场有机结合。宋晓梧（2001）指出，应充分认识到我国政府卫生投入不足与浪费的情况并存，在呼吁公平和呼吁财政加大支持的同时，应考虑如何充分发挥财政支持的效益，具体可以从引入竞争机制、实行政事分开、调整医疗资源宏观配置、整顿药品生产流通秩序四方面入手。顾昕（2005）认为，我国医疗改革存在的问题有，政府在我国经济体制转型过程中存在职能缺位或错位，没有及时针对市场经济体制的建立辅以必要的制度安排，对此，我国不应走回计划经济时期以公费医疗、劳保医疗、公立医院为主导的老路，医疗卫生体制改革的方向是"有管理的市场化"。何朝银（2006）指出，在医疗领域加强政府责任和引入市场竞争机制是为了更有效的配置医疗资源从而达到社会公平。王延中、冯立果（2007）形象地将我国改革开放时期医疗卫生领域的改革称为"甩包袱"的市场化改革，认为政府应切实承担起公共卫生和基本医疗服务保障的责任，同时鼓励医疗服务市场的竞争并积极维护市场秩序。代志明（2008）认为，应理性看待政府与市场在医疗卫生领域的作用，合理地利用两者恰好可以实现医疗服务的供求平衡。孙德超、徐文才（2012）从医疗卫生服务均等化的视角指出，一方面，为避免医疗卫生服务机构在单纯市场机制下的过度逐利行为，政府在医疗卫生服务领域应占据主体地位，另一方面，为解决医疗卫生服务效率低下问题，还应强调引入市场机制来优化配置资源、激活服务提供的能动性。费太安（2013）基于不完全契约理论的分析框架，指出为弥补市场调节的缺陷，政府应更多地介入贫困落后地区医疗服务的供给，即当契约不完全程度越高时，政府越应直接介入医疗服务市场。金今花等（2013）通过分析我国"看病难、看病贵"的现状，指出其根源在于医疗卫生政策失灵致使医疗卫生领域政策越位与缺位并存，市场机制难以获得合理的空间。于保荣（2014）指出，政府和社会应协同努力促进医疗卫生体制改革宏观目标的实现，其中，市场机制是可以利用的有效手段，我国医疗服务市场所暴露出的种种问题正是源于忽略了市场的力量和市场机制。杨敬宇、杨永宏（2015）认为，有效发挥政府主导作用是我国构建基本卫生制度的关键所在，但政府主导不等于"政府包办"，因而，不应当强化公立医疗机构的制度性垄断，不应当排斥市场机制的基础性作用。

其二，围绕"补供方"与"补需方"，探讨政府卫生投入路径。胡善联（2008）指出，对"需方"医疗保障制度的覆盖和对"供方"医疗卫生服务能力的提高都需要政府投入，两者都不能偏废。方鹏骞等（2009）通过对我国政府卫生投入制度变迁的分析和对不同投入路径的公共经济分析，提出坚持供方和需方共同投入有利于建立均衡的医疗服务和医疗保障制度，其中，补供方应协同考虑医疗卫生服务领域政府规制低效和市场失灵同时存在的问题，建议政府对医疗机构实行严格规制和激励性规制，补需方则应依托市场机制提高医疗卫生服务的质量和效率。顾昕（2009）指出，传统的政府卫生投入机制是政府把所有的运行成本全包下来，即"养供方"，是行政化管理思路的具体体现，而新医改之"补供方"可以通过政府购买服务的方式实现，并不是"养供方"。林江、蒋勇（2009）通过对政府财政投入的成本效率进行分析，提出政府财政补贴应兼顾供方和需方，但不应走供养公立医疗机构的老路，应强化第三方支付功能来提高公共财政医疗补贴的效率。肖海翔、刘乐帆（2011）运用经济学效用理论对湖南省1998—2009年政府卫生支出进行分析，指出为使政府卫生支出发挥最大使用效率，一方面应增加政府卫生支出总量，另一方面还需转变支出方式，通过建立医疗服务第三方支付机制加强政府对补需方的支持力度。李凤芹指出，围绕"保基本、强基层、建机制"的改革目标，政府应持续加大对医疗卫生的投入，并积极稳妥推进政府购买卫生服务，增加政府购买医疗卫生服务的支出。

3. 关于政府投入与公立医院发展的研究

我国经济体制转轨时期，公立医院出现了费用上涨、绩效水平低下等问题。究其原因，社会各界普遍的共识是由于政府投入不足致使公立医院出现趋利的行为，"高价药驱逐低价药"、大处方、重复检查等怪象频频出现，居民医药费用快速增加，"看病贵"的问题日益凸显。对此，多数学者就如何完善政府投入行为促进公立医院健康发展进行深入研究。相关研究包括以下几个方面：第一，围绕公立医院如何实现公益性，讨论政府投入原则和方式。胡苏云（2006）指出，公立医院的公益性不完全取决于所谓的存量资本所有权的归属问题，而在于其日常经营资金流量资本的来源以及出资者对其的激励和监管机制，今后应引入社会资本投资拓宽公立医院的补偿渠道，改变对公立医院物质的补偿为对人力的补偿，从对量的补偿向质和量的补偿转变，建立政府、社会、医院、企业和个人责任共担的理念。刘军民（2007）指出，维护公立医院的公益性绝不是财政大包大揽，如对公立医院实行收支两条线、财政统收统支等，而应是政府通过构建激励引导制度，一方面促使公立医院自觉实现社会功能，另一方面最大限度地提高补助资金效率，具体的手段有区域卫生规划、政府"购买服务"、绩效评估、财务监管等。李玲等（2010）指出，公立医院公益性的维护需要充足的财政支持和合理的财务制度，具体包括：通过财政投入进行公立医院基础建设、通过财政投入保证公立医院医生薪酬和福利、通过财政投入绩效考核等手段激励公立医院竞争、通过总额预算等直接投入方法切断公立医院通过经营行为获得收入的途径等。王根贤（2013）通过对医疗服务特异性的分析，指出我国公立医院财政投入改革应实行收支两条线，完善公立医院财政预算管理制度，使公立医院成为真正的公益性事业单位，并辅以建立医疗服务守门人制度。

第二，着重讨论政府对医院的财政补偿机制。赵大海（2010）指出，我国公立医院财政补偿机制改革的方向是实现财政对公立医院房屋建设、大型医疗设备购置和人员收入方面的全额投入，考虑到我国当前财政收入能力有限、区域经济发展不平衡等问题，应分步骤、分目标推进。湛志伟（2012）系统回顾了我国公立医院财政补助的政策，提出政府对公立医院的财政补助应有进有退，分类实施，并应加强财政、价格和医保的三医联动。朱宏晋（2015）提出，财政支持公立医院改革的路径包括，"支持公立医院基础建设和设备购置、重点学科发展、公共卫生服务提供、离退休人员费用发放以补贴政策性亏损"。

第三，基于我国全民医疗保险制度的建构，讨论政府对公立医院的投入应向购买服务转变。李卫平（2008）指出，随着我国社会医疗保险制度的建立，公立医院的财政补助模式从公共融合模式向公共契约模式转变，政府应确立规范的补助办法和标准，并通过激励机制促使公立医院实现政府的社会政策目标。顾昕（2011）指出，我国新医改确立了走向全民医疗保险的战略方向，医保机构成为为广大社会成员购买服务的第三方，因而公立医院要靠医保补偿，提高医保支付水平、改革医保支付手段是我国公立医院补偿机制改革的方向。朱恒鹏等（2014）结合我国公立医院财政补偿现状及相关国际经验，提出我国当前医药卫生体制改革应注重完善需方体系建设并就势改革供方体制，推行公立医院去行政化改革，建立医保签约购买医院服务机制。

综合国内外文献研究，有以下几点认识：第一，医疗服务关系到人的健康，在医疗卫生服务领域，不仅要追求效率的提高，而且必须追求人群获得基本卫生服务的公平性、健康的公平性。然而，由于医疗服务的特殊属性，市场机制在医疗卫生领域中不能完全实现资源的有效配置，伤害社会成员对医疗服务的可及性从而损害健康公平。因而，政府应在医疗卫生领域发挥主导作用，这是国内外学者所普遍认可的观点。第二，医疗卫生体制改革的国际经验显示，当面临医疗服务成本上升、患者对公立医疗服务日益不满等各种不断增长的压力时，全球各国政府都在重新思量其在医疗卫生服务供给中的角色（李菲，2016）。这意味着政府对医疗卫生领域的干预也有成本，也可能失灵。如何加强医院等医疗服务提供者之间的竞争以提高政府资金效用成为卫生政策研究的热点问题。第三，随着新医改的推进，我国学者对政府卫生投入方向研究，对政府投入与公立医院发展的研究，已经从"补供方"与"补需方"的争论向如何"补供方"、如何处理"补供方"与"补需方"之间的关系、"补供方"是否可以采用市场机制、"补供方"和"养供方"的关系等问题转变。相关研究争论的本质在于政府对公立医院公益性定位是否可以通过市场机制来实现，政府投入如何促进公平与效率的统一。

四、研究内容及逻辑结构

（一）研究内容

本研究包括三个层次：

第一，基于国际经验梳理总结政府对医院的投入机制。

关于案例国家的选择。本研究所确定的案例国家为英国、德国和美国，主要原因在于：其一，出于对该三个国家医疗保障制度安排的考量。英国、德国和美国都是老牌的资本主义国家，医疗保障制度起步较早且具有代表性，其中，英国是国家卫生服务制度的典型代表国家；德国现代医疗保障制度以法定健康保险为核心，是社会医疗保险制度的典型代表国家；美国的医疗保障制度以市场化运行的私人医疗保险计划为主体，辅以政府设立的公共医疗保障计划，是商业医疗保险模式的典型代表国家。医疗保障制度安排从根本上体现了一个国家政府在医疗卫生领域的角色定位，决定了该国卫生政策的基本取向和卫生筹资的主要方式，进而也直接影响政府对医院的投入行为。基于不同医疗保障制度研究政府对医院的投入机制，能够对不同制度背景下政府投入行为的共性和特性有更全面的理解。其二，出于对该三个国家社会背景的考量。英国以为全体国民提供"从摇篮到坟墓"全面福利制度而闻名世界，"福利性"观念深入人心，也成为英国社会的重要特征。德国经济社会发展以社会市场经济理论为核心，社会政策制定将社会市场经济理论所倡导的社会公平、社会安全和社会自治思想体现得淋漓尽致，德国也因此备受世界各国的关注。美国"自由主义"社会文化价值观融入社会经济生活的方方面面，这种对个体自由的充分尊重使得美国因全民医保问题一度被推上风口浪尖，但始终是美国社会所坚定的价值信仰。这三个国家社会背景的典型性也使得其具有案例研究的价值，有助于我们深入理解典型社会背景对政府投入行为的影响力。

关于案例国家政府对医院投入机制的分析框架。本研究对案例国家政府对医院投入机制的分析框架是：1. 分析政府对医院投入行为的制度环境，即阐述该国家经济政治文化环境及现代医疗保障制度的基本特征；2. 分析政府对医院的具体投入机制，包括投入主体、资金来源、投入对象、投入方式与监管；3. 分析政府投入行为对医院服务供方市场的影响，包括医院的数量、结构与服务提供情况。

第二，比较与评价三个国家政府对医院的投入机制。投入机制比较，侧重于考量政府角色定位不同是否影响政府对医院的投入行为；投入机制评价，则侧重于考量不同的政府投入机制是否对整个医院体系的资源配置水平、医疗费用水平和服务供给成效产生影响。

第三，借鉴国际经验，提出完善我国政府对医院投入机制的对策建议。首先梳理我国政府对医院投入的制度环境，其次分析我国政府对医院投入的政策实践历程和现阶段面临的主要问题，最后借鉴国际经验提出完善我国政府对医院投入机制的对策建议。

本书的研究框架详见图 1 – 2。

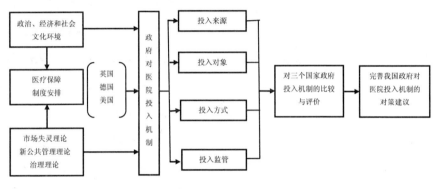

图 1 – 2　研究框架

五、研究方法、创新和不足

（一）研究方法

1. 文献研究方法

首先依靠检索综合类、经济类、卫生类数据库，和国际组织、国家政府或相关机构的官方网站，文献主要包括以下几类：

第一类是案例国家卫生部门、医疗保障部门、统计部门以及相关社会组织机构官方网站的政府文件、会议资料、研究报告等，相关机构包括：

英国国家卫生部 (Department of Health, https：∥www. gov. uk/government/organisations/ department-of-health)，英国国家财政部 (HM Treasury, https：∥www. gov. uk/government/organisations/hm-treasury)，英国健康与社会服务信息中心 (Health & Social Care Information Center, https：∥digital. nhs. uk/)，英国国家统计局 (Office for National Statistics, http：∥www. ons. gov. uk/)，英国国家卫生和社会服务优化研究所 (National Institute for Health and Care Excellence, https：∥www. nice. org. uk/)，英国服务质量委员会 (Care Quality Commission, http：∥www. cqc. org. uk/)，英格兰 NHS 管理委员会 (NHS England, https：∥www. england. nhs. uk/)，英国国王基金会 (The King's Fund, https：∥www. kingsfund. org. uk/)，德国联邦卫生部 (Federal Ministry of Health, http：∥www. bmg. bund. de/en. html)，德国国家法定健康保险基金协会 (Federal Association of Sickness Funds, http：∥gkv. de/en/)，德国医院联合会 (the German Hospital Federation, http：∥www. dkgev. de/)，德国联邦统计局 (Federal Statistical Office, https：∥www. destatis. de/DE/Startseite. html)，德国联邦联合委员会 (Federal Joint Committee, http：∥ www. english. g-ba. de/)，德国联邦卫生监测信息系统 (The Information System of the Federal Health Monitoring, http：∥www. gbe-bund. de/)，美国卫生和公众服务部 (U. S. Department of Health and Human Services, https：∥www. hhs. gov/)，美国 Medicare & Medicaid 管理中心 (Centers for Medicare & Medicaid Services, https：∥www. cms. gov/)，美国医院学会 (American Hospital Association, http：∥www. aha. org/)，美国 Medicaid/CHIP 支付管理委员会 (Medicaid and CHIP Payment and Access Commission, https：∥www. macpac. gov/)，美国 Medicare 支付顾问委员会 (Medicare Payment Advisory Commission, http：∥www. medpac. gov/)，美国国家卫生信息中心 (National Center for Health Statistics, https：∥www. cdc. gov/nchs/) 等。

第二类是世界卫生组织欧洲办公室的医疗卫生政策研究系列报告，Health System in Transition（HiT）。

第三类是各卫生类、经济类、综合类数据库的文献资料，包括 World Bank，OECD，BMJ，PubMed，ProQuest，Wiley，Elsevier，中国知网等。

2. 定性和定量相结合的方法

定性分析，是寻找事物的本质，围绕事物"为什么是""是什么""是或不是"而进行的深层次分析。定量分析，则是对事物进行数量分析，回答"是多少""是什么程度"的问题。基于定性分析，能对事物本质予以清晰把握，在此基础上进行定量分析，使得认识更加深化和精确化。本研究运用定性分析方法梳理总结了案例国家政府对医院投入的具体实践方式和制度环境，对不同国家政府对医院投入的规模、不同的政府投入机制对医院体系的资源配置水平、医疗费用水平和服务供给成效等产生的影响进行定量分析。

3. 案例研究方法

案例研究是一种典型的通过定性分析说明某个问题的研究手段，是一种经验主义研究，主要回答"是什么""为什么"等问题。本研究采用该种方法详细描述代表性国家政府对医院投入的具体实践，包括案例国家政府对医院投入行为的制度环境，以及在特定的制度环境下政府对医院的具体投入机制，和政府投入行为对医院服务供方市场的影响。

4. 比较研究方法

比较研究方法是围绕某一既定主题将多个或多组事物进行比较，探讨其同一性和差别性，并分析深层次的原因。本研究在对三个国家政府对医院投入机制进行客观阐述后，拟运用比较研究方法分析三个国家政府对医院投入机制的异同点，并进一步讨论在不同的制度环境下政府角色定位的不同是否影响其对医院的投入行为。

（二）创新和不足

本研究力求在以下几方面有所创新：第一，从研究视角上，一方面，不是单纯地将政府投入视为财政支出，而是以公共管理学作为学科基础从制度的角度，将政府投入视作政府对公共财政和公共权力的管理。另一方面，不是笼统地探讨政府卫生投入，而是讨论政府对医院服务供方市场的投入，以明确政府应以哪种方式介入医院服务的供给过程，从而实现医院服务供给的公平性和有效性。第二，从研究内容上，通盘考虑整个医院服务供方市场，以归纳抽象出不同的医疗保障制度下政府对医院的投入机制，投入对象可能是以政府办的公立医院为主体，也可能是兼顾公立私立医院，而基于不同的投入对象，投入方式可能是政府预算形式，也可能是其他多种形式。第三，本研究的落脚点在于通过对国际经验的总结和评述为我国政府对医院投入提出政策建议。不是简单经验做法的复制，本研究力求形成契合于我国制度环境的对策建议。

本研究作为一种探索式研究，在研究的深度和广度上存在一定的不足。首先在广度方面，本研究主要选择了国家卫生服务制度、社会医疗保险制度和商业健康保险制度三种医疗保障模式的典型代表国家，结合其经济社会文化背景，深入探讨政府对医院的投入机制，研究有待进一步完善。其次，本研究对典型国家的分析，主要基于外文文献，语言理解的差异、数据和资料的可及性等都对研究结论有一定影响。最后，本研究的结论有待于进一步的推敲和完善。

第二章

理论基础

健康是人类生存与发展所必需的，是每一位公民的基本权利。世界卫生组织早在 1946 年即指出，"享受最高而能获致之健康标准，为人人基本权利之一；不因种族、宗教、政治信仰，经济或社会情境各异，而分轩轾""促进人民卫生为政府之职责；完成此职责，唯有实行适当之卫生与社会措施"（WHO，2014）。为促进健康公平，维护社会成员的基本健康权，政府在卫生领域有不可推卸的责任。其中，确保社会成员获得必要的医疗服务，以消除疾病、促进健康，是政府责任的重要体现。基于此，本章从理论视角探讨政府干预医疗服务供需的基本路径。

一、市场失灵理论

（一）市场失灵的表现

在价格信号具有充分灵活性和伸缩性的基础上，完全竞争的市场机制能够使资源配置达到最佳效率状态（高培勇，崔军，2001）。完全竞争市场的必要条件是：1. 所有生产资料都为私人所有；2. 所有交易均在市场上发生，并且每次交易都有数量众多的购买者和销售者；3. 任何销售者或者购买者都不能单独操控价格；4. 所有购买者和销售者都享有充分的信息；5. 资源可以自由流向任一使用者。然而在现实生活中，完全竞争市场机制并不真实存在，缺少上述 5 个条件中的任意一个，市场机制在实现资源配置效率方面就可能出现失灵。具体体现在：

第一，公共物品和市场失灵。瑞典经济学家林达尔在 1919 年提出的"林达尔均衡模型"中正式使用公共物品一词，之后萨缪尔森、马斯格雷夫等对公共物品的基本特征进行了阐述，即消费的非竞争性（Non-rivalness），指某个人或企业对该物品的消费并不影响其他人或企业对该物品的消费，既包括其他人或企业可以共同享用，也包括不会因此减少其他人或企业享用该物品的数量或质量。消费的非排他性（Non-excludability），指不管对物品是否付费，都不能排除对该物品的消费。或者说，在物品供给过程中，在技术上没有办法将拒绝为之付款的个人或企业排除在物品的受益范围之外。效用的不可分割性（Non-divisibility），强调公共物品是向整个社会提供的，其效用为整个社会成员共同享有，不能分割为若干部分。公共物品的上述特征决定了市场无法通过供求双方的力量为其合理定价，进而市场也不能按照有效的产量水平来提供该类服务。

第二，外部效应和市场失灵。外部效应，指"商品的生产或消费不仅给直接消费者和生产者带来收益和成本，还给其他人带来收益和成本，但生产者和消费者并没有因此获得额外的报酬或承担相应的成本费用"（陈晓云，2001）。当外部效应存在时，商品或服务的价格既不能精确反映社会边际效益，也不能反映社会边际成本。失真的价格信号会直接影响资源配置的过程，一方面，造成负面影响的个体由于不需要承担相应的成本而过多地向生产过程投入资源；另一方面，造成正面影响的个体由于未获得相应的收益而减少向生产过程投入资源。因此，带有外部效应的商品或服务，如果完全由市场调节，会出现过多或过少供给，无法实现资源配置的最佳状态。

第三，垄断与市场失灵。当某个企业可以通过减少出售物品的供给量，使得物品出售价格高于该物品边际成本时，"垄断"就发生了。一方面，垄断其实意味着供给者具有影响市场价格的力量，从而在一定程度上削弱了价格作为反映需求信息机制的能力，进而影响其促进资源配置的效率。另一方面，垄断者通过垄断行为为自己谋取最大的利益，这在一定程度上弱化了其改进管理、提高企业经营效率的动力，企业经营效率的降低最终影响投入产出效率（陈庆云，2009）。

第四，信息不对称与市场失灵。信息不对称是指在市场交易过程中，交易双方对交易对象或内容所拥有的信息量不对等。一般而言，以信息不对称为基础，信息优势方为谋求利益会利用信息优势欺诈对方，而信息弱势方由于信息缺乏则会做出不合理的决策。由此产生的结果可能是，"劣货驱逐良货"，即当消费者无力辨别优品与次品时，生产者由于生产次品的盈利远远高于生产优品，则优品的生产就会减少甚至消失；或者"使市场减少甚至消失"，即消费者为了避免经济损失，在无力辨别优品与次品时，有可能会对所有商品产生拒买行为（曾国安，1999）。总的来说，信息不对称使得经济主体无法做出正确决策，进而影响经济资源配置过程，导致市场失灵。

除效率损失外，经济学家们还指出，市场在促进公平方面也往往不能令人满意。这主要体现在，由于人们劳动能力和财产占有情况的不同，在市场机制作用下，人们收入分配水平高低悬殊，由此会引发贫困、低收入阶层没有能力参与竞争等社会不公平现象。

（二）医疗服务市场失灵

医疗服务市场不同于一般商品市场，具有以下特性：第一，医疗服务需求缺乏弹性。疾病和伤害发生的普遍性决定了医疗服务总体上属于社会成员的基本需求，除去特需医疗服务外，价格变动对医疗服务需求的调节不灵敏。第二，医疗服务的供方在医疗服务过程中具有信息优势，是医疗服务提供的主导者。通常情况下，医疗服务消费者由于医学专业知识匮乏无法对医疗服务消费过程做出选择。如无法确定自己是否患病或者患有何种疾病，无法确定是否需要医疗服务或者需要何种类型医疗服务，无法判别医疗服务的质量等。在这种情况下，医疗服务提供者由于掌握了大量的医学专业知识自然而然成为患者医疗服务需求的代理者，主导医疗服务供给过程。第三，医疗服务市场存在垄断。医疗服务属于高技术性行业，拥有一定技术的医务人员和机构容易形成技术垄断。此外，为了确保医疗服务质量，保障患者安全，医疗服务供给市场不允许任何人自由进入，必须符合一定的专业资质并经由有关部门审查认可后方可进入。

上述特性决定了医疗服务市场是典型的不完全竞争市场，在不加以任何约束的情况下，市场失灵难以避免。由于医疗服务需求缺乏价格弹性，在没有管制的医疗服务市场，贫困人口或高疾病风险人群容易发生因病致贫、因病返贫的现象。由于信息不对称，医疗服务提供者作为患者选择医疗服务的代理者，在经济利益的驱动下会提供过度的、不合理的服务，即产生供方诱导需求。医疗服务供方的诱导需求，导致医疗资源的滥用，进而引致医疗费用不合理上涨（王凡，温小霓，2007）。由于医疗服务提供者具有技术权威而形成市场垄断，患者在与医疗服务提供者的博弈中处于被动地位，可能会导致医疗服务价格高而服务质量低下的问题（陈凯荣，2013）。

（三）医疗保险市场失灵

医疗保险市场的失灵源于广泛的信息不对称。被保险人由于更了解自身的健康状况，在购买保险时通常利用信息优势进行"逆向选择"，即高疾病风险人群更倾向于购买保险，低疾病风险人群则不愿购买保险。逆向选择使得保险市场出现高风险人群驱逐低风险人群的现象，从而增大了保险公司的经营风险。为降低经营风险，保险公司通常会在被保险人投保时进行"风险选择"，即通过相关准入条款拒绝健康状况差的人群投保，或者提高保费。进一步使得低风险人群纷纷退出保险市场，而高风险人群也因购买能力不足无法投保。如此恶性循环下去，越需要保险的人越买不起保险，医疗保险市场供需无法匹配，就出现了市场失灵。

此外，郑秉文（2002）还指出，"即使不存在逆向选择，道德风险导致人们的积极性扭曲，也足以破坏私人医疗保险市场的存在"。这种道德风险主要体现在，在私人医疗保险第三方支付制度下，由于转嫁了风险，被保险人可能会减少对疾病风险的防范和对损失额度的控制，从而增加医疗服务需求和利用的概率，对医疗保险运行产生不利影响。

总的来说，市场失灵意味着市场无法有效配置资源，也无法实现效率以外的非经济目标，这为政府进行经济干预提供了依据。医疗服务市场和医疗保险市场的失灵，导致卫生资源配置的低效率，也伤害了社会成员对医疗服务的可及性。为确保广大社会成员获得必要的医疗服务，政府有必要采取各种措施对医疗服务领域和医疗保险领域进行干预。

二、新公共管理理论

20世纪七八十年代以来，西方国家政府在金钱、能力和信誉上出现了严重的透支。政府拼命地追求预算最大化，导致政府职能无限扩张；权力寻租和政府腐败问题，导致公民对政府信任不足；传统的官僚制度使得政府部门出现机构臃肿、低效等问题。为强化政府治理能力，更好地实现公共利益，西方政府管理领域掀起一场声势浩大的改革运动，即新公共管理运动。新公共管理运动对传统公共行政产生的诸多问题带来了全新的理念和行为方式，对西方政府治理实践产生了深远影响。受惠于新公共管理运动中采用的理念和做法，新公共管理（New Public Administration）作为一种理论被学界提出来（吴爱明，2012）。

关于新公共管理理论的主要观点我们可以从以下学者的表述中获得基本认识。Hood（1991）指出，新公共管理的基本特质包括七大方面，即专业化管理（hands-on professional management），设定明确的绩效目标和测量标准（explicit standards and measures of performance），重视产出或结果（great emphasis on output controls），对公共部门重组（disaggregation of units in the public sector），引入竞争机制（great competition in the public sector），借鉴民营部门的管理方法（private sector styles of management practice），强调有效利用和开发资源（greater discipline and parsimony in resource use）。Barzelay（1992）指出，新公共管理强调由自上而下的控制转向争取成员的认同，和争取对组织使命和工作绩效的认同。Heckscher（1994）认为，新公共管理运动要求政府部门打破传统的单向等级指挥关系，建立起不同层级部门间互动交流和导向管理。奥斯本和盖勒（2006）指出，新公共管理运动下政府改革的方向是，"掌舵而不是划桨"、授权而不是服务、引入竞争、有使命感、分权、注重效果、有事业心和有预见性、以顾客为导向、借助市场力量。张康之（2000）认为，新公共管理运动针对解决政府所遇到的财政危机、管理危机和信任危机等问题，提出了诸如削减政府职能、精简政府机构、打破政府垄断等对策措施，蕴含了政府公共政策化和公共管理社会化的趋势。李和中（2002）从管理理念、外部管理和内部管理三个维度分析了西方新公共管理改革的基本内涵，指出新公共管理理论基础包括公共选择理论和管理主义，前者侧重讨论政府、市场和社会的关系，后者则强调政府管理行为的市场化。张志斌（2004）重申了 Hood（1991）提出的新公共管理理论的七大基本原则，并提出新公共管理理论具有五大实践模式，即效率模式、紧缩与分权模式、私有化与竞争模式、公共服务导向模式和公私伙伴关系模式。梅志罡（2006）指出，新公共管理运动以公共选择理论、新制度经济学理论和私营企业管理理论为理论基础，倡导政府公共管理改革应以市场价值导向为取向，强调政府应发挥掌舵的功能、广泛地进行授权或分权、积极运用私营部门成功的管理经验和手段、重视公共服务的效率和效果等。鞠连和（2009）认为，与传统公共行政理论相比，新公共管理突破了政府垄断公共服务供给的观念，强调部门合作和资源共享，主张建立竞争型服务型政府。

综上所述，新公共管理理论提倡依靠市场化与竞争机制去变革政府部门，强调：第一，"掌舵型"政府。即政府在公共行政中是政策制定者但不直接参与公共服务的提供，这可以让政府有更多的精力进行决策和指导。第二，"服务型"政府。即政府应奉行顾客为导向的价值理念，在管理过程中时刻以社会成员的利益和价值为驱动。第三，"竞争型"政府。即将竞争机制引入到公共服务提供过程中，依托私有部门等市场力量提高公共服务供给的效率，达到削减成本和遏制公共开支的成效。第四，"高效型"政府。即政府注重提高工作效率，通过建立清晰的绩效目标体系时刻关注管理活动的产出，同时注重财务上的控制，避免公共支出的浪费，按效果来分配公共支出。第五，"分权型"政府。即政府不是一味地扩张规模，而是通过不断分权和下放权力从而不断缩小组织规模，可以通过授权方式将非核心职能委托给非政府部门。

新公共管理运动发端于英国，随后澳大利亚、新西兰、美国、加拿大、荷兰、法国等国家也纷纷加入其中。据OECD1993年的统计，其24个成员国都参与到这一公共行政改革浪潮中（曾令发，2008）。新公共管理理论的影响力由此可见一斑。

三、治理理论

"'治理'（governance）的概念源于古典拉丁文和古希腊语中的'掌

舵'一词，原意为控制、引导、操纵，多用于与国家公共事务相关的宪法和法律的执行问题，或者是管理利害关系不同的机构或行业"（吴志成，2004）。1989 年，世界银行首次使用"治理危机"一词来讨论非洲发展问题，"治理"由此被广泛用于政府管理研究中。

俞可平（1999）指出，"西方的政治学家和管理学家之所以提出治理概念，主张用治理代替统治，是他们在社会资源的配置中既看到市场的失效，又看到了政府的失效"。该观点阐释了治理理论产生的直接动因，即政府集权式的管理模式遭遇困境。第二次世界大战后，为矫正市场失灵问题建设福利国家，西方国家普遍加大了政府对经济社会的干预力度。然而，政府在对经济社会生活进行干预、调控和管制时陷入了种种困境，如资源浪费、财政压力、官僚作风、效率低下等。要走出管理的困境，政府应一改以往大包大揽的做法，吸纳更多的社会主体共同参与公共事务管理，为民众提供更优质的服务，治理理论正是在这样的背景下应运而生，被推崇为能弥补市场缺陷和避免政府失败的一种替代范式（陈刚，2015）。此外，在全球化背景下，许多全球性问题牵涉多国关系，超出了单个国家治理范围和治理能力。龙献忠、杨柱（2007）指出，"我们需要国际组织、各国政府、各国非政府组织以及多边合作等各种形式的治理机制，实现对全球问题进行'没有政府的治理'"。

治理理论并没有统一的理论范式和实践模式。Rhodes（1996）认为，治理至少包含六个方面的基本内涵，即最小国家（minimal state）、公司治理（corporate governance）、新公共管理（new public management）、善治（good governance）、社会控制体系（socio-cybernetic systems）和自组织网络（self-organizing network）。Stoker（1998）指出，治理的内涵是多部门的相互协作（multi-agency partnerships）、公共部门和非公共部门之间模糊的界限（a blurring of responsibilities between public and non-public sectors）、依托集体行动力量和形成自组织网络。世界银行和国际货币基金组织均认为

应把治理和健全管理联系在一起，强调"善治"（good governance）（Woods，2000）。全球治理委员会给出的治理定义是，"公或私的个人和机构经营管理共同事务的诸多方式的总和，是使相互冲突的或不同的利益得以调和并采取联合行动的持续过程，包括有权迫使人们服从的正式制度规则和各种人们同意认可的非正式制度安排"（俞可平，2000）。

综合所述，治理理论强调：第一，治理的主体不一定是政府，可以是公共机构，也可以是私人机构。第二，政府应加强与社会合作。力求实现最小国家的治理，政府应与社会组织、私人部门广泛合作。各方在互利互信的基础上求同存异，既满足各方利益也能促进社会发展和公共利益最大化。第三，治理强调上下互动管理，政府与公共部门、私人部门通过协商合作、建立伙伴关系等多元化方式共同管理公共事务。第四，注重有效治理，即"善治"。显然，治理理论也是系列观点的组合，包括多种形式的治理，这与新公共管理理论有相似之处，但两者的基本内涵又是截然不同的。治理理论更注重多中心治理网络的构建，要求政府更充分的授权实现协同治理和整体治理。

四、小结

诚然，为促进健康公平，政府有责任确保社会成员获得必要的医疗服务。医疗服务市场失灵和医疗保险市场的失灵，意味着市场无法有效配置卫生资源，严重伤害了社会成员对医疗服务的可及性，进而影响健康公平。因而，政府有必要采取措施对医疗服务领域和医疗保险领域进行干预，以确保广大社会成员获得必要的医疗服务。这体现在政策实践中，即为多数国家的政府在医疗服务供需关系中扮演着重要角色，即直接举办公立医疗机构，确保医疗资源配置的公平合理；为居民利用医疗服务筹资，减轻其利用医疗服务的经济负担。然而，国际经验同时也告诉我们，政府在制定执行公共政策的过程中也暴露了一系列问题，面临财政危机、管理危机和信任危机。在卫生领域亦是如此。新的问题是，政府如何有效管理，以促进社会发展和实现公共利益最大化？

20世纪80年代以来兴起的新公共管理理论和治理理论，强调政府与市场、第三方组织积极互动，对西方国家政府管理实践产生了深远影响。1979年英国以撒切尔夫人为首的保守党上台执政后启动了一系列行政改革措施，包括：发起行政效率改进行动，成立效率小组对政府部门绩效进行评估；对公共部门进行私有化改革，将包括石油、电信、天然气、自来水等政府营运的国有企业售卖给私人；在社会保障领域通过税收优惠政策鼓励雇员从社会养老保险中退出，加入企业年金计划或者是建立个人的养老金账户；在NHS体系内建立"内部市场机制"，将公立医院重新组建为半独立的非营利性组织NHS trusts，并形成NHS服务购买机制等。继撒切尔政府之后，梅杰政府于1991年发布"公民宪章（Citizen's Charter）"白皮书，旨在向社会成员承诺提供高质量的公共服务，标志着政府改革从注重效率向追求质量转变（Wilson，1996）。1997年，工党取代保守党上台执政，布莱尔政府以协同公私部门伙伴关系的改革政策标志着英国公共管理的改革进入一个新的阶段。布莱尔政府强调建立"合作政府"（Joined-Up Government，JUG），即促进中央政府与地方政府的合作、政府与公共部门和私人部门的合作（Pollitt，2003）。围绕"合作政府"的构建，布莱尔政府通过授权，将更多政府职能委托非政府公共部门承担，并推动了地方政府分权化改革。在澳大利亚，霍克领导的工党政府于1983年上台执政伊始即对公共行政进行大刀阔斧的改革。改革核心在于构建"聪明政府（smart government）"，具体措施包括：精简政府机构，裁剪工作人员，随着机构改革和公务员制度改革，澳大利亚中央政府部委的数量在1987年从28个减少为18个，公务员数量在1986—1996的十年间年从180893人下降到143305人（潘顺恩，2005）；推行地方政府分权，联邦政府将社会福利领域的部分权力下放，积极引导社区参与；改革财政管理制度，赋予预算支出机构对资源管理更大的自主权，对财政投入项目进行绩效评估；国有企业私有化改革，政府相继出售了航空、银行、电力、电讯等企业的国有股份；公私合作提供公共服务或产品，政府仍然是公共服务的主要筹资者，但通过合同外部的方式将服务提供交由营利或非营利组织，政府主要负责公共服务决策制定及监管；依托非政府部门监督评价公共服务供给，如政府通过资助健康医疗标准委员会、全科医师协会、社区卫生协会等，对医疗服务提供者进行监督评价。在美国，蓝志勇（2006）指出，"克林顿政府时期是一段值得研究的公共管理改革史"。1993年9月，美国国家绩效评价委员会（National Performance Review）围绕如何改善政府绩效而形成的研究报告《从繁文缛节到结果导向：创造低成本而高效运行的政府》（From Red Tape to Results：Creating a Government that Works Better and Costs Less，1993 Report），是克林顿政府发起"重塑政府"行动的政策纲领文件。该报告指出，繁文缛节的工作程序和规则使得美国政府工作效率低下且导致浪费，进而扼杀了政府职员哪怕是微小的创造力，改变的思路是政府必须以绩效和结果为导向，制定绩效目标，并向社会公众公布，通过对结果的关注，提高工作效率，主动承担行动结果，提高政府的公信力。基于该报告的政策建议，克林顿政府提出一系列公共行政改革措施，包括：改革政府内部职能运行机制，简化行政程序，废除过时的规章制度以放松政府的规制行为；在公共服务领域引入市场竞争机制，并给予消费者充分地选择权利；推动分权改革，鼓励社区自治；压缩公共福利项目，减轻政府财政压力等（汤国风，陈世香，2005）。

新公共管理理论和治理理论的兴起，提示我们在梳理总结不同国家政府对医院的投入机制时，应注重考虑在其特有的经济社会文化环境下该理论对政府行为的影响。可以认为，为维护和促进健康公平，政府在医疗卫生领域探索实践始终以纠正市场失灵和提高管理效能为重心，政府角色随之也悄然发生变化。本研究探讨典型国家政府对医院的投入机制，也是侧重于考量在不同的经济社会文化环境下，不同国家政府就纠正市场失灵和提高管理效能如何进行行为抉择。

第三章

英国医院的政府投入机制

1946 年，英国通过《国家健康服务法案》（National Health Service Act，1946），于 1948 年正式建立起覆盖全民的国家健康服务制度（National Health Service，NHS）（Webster，2002）。之后，一些发达国家也纷纷效仿，建立起与 NHS 相似的以普享福利为特征的医疗保障制度。学术界一般将该种医疗保障模式称为"国家卫生服务模式"，而把英国视为实行国家卫生服务模式的典型代表。基于英国 NHS 在国家卫生服务模式中的特殊地位，本章以英国为研究对象，深入探讨英国 NHS 如何实现对医院的公共筹资。

一、英国的政治、经济与社会文化

英国，即大不列颠及北爱尔兰联合王国（the United Kingdom of Great Britain and Northern Ireland），位于欧洲西部，包括英格兰（England）、苏格兰（Scotland）、威尔士（Wales）和北爱尔兰（Northern Ireland）四大区域。国土面积 24.41 万平方公里，人口 6511.0 万人（截至 2015 年 6 月 30 日）。其中，英格兰 13.04 万平方公里，人口 5478.63 万人，占总人口的 84.14%；苏格兰 7.88 平方公里，人口 537.3 万人，占总人口的 8.25%；威尔士 2.08 万平方公里，人口 309.91 万人，占总人口的 4.76%；北爱尔兰 1.41 万平方公里，人口 185.16 万人，占总人口的 2.84%。

就政治制度而言，英国封建时代混合君主制和议会文化传统对英国政治体制建立产生了深远的影响。1215 年的《大宪章》提出限制君主权力，确定了封建时代英国议会政治的基础，被认为是英国君主立宪制的法律基石；之后在王权与议会对抗的过程中，英国体验了共和政体、军事专制、王权复辟种种政治制度，均告以失败；直至 1688 年，"光荣革命"使英国"找到了和谐政府与稳定之政治的支点，找到了对传统价值观念中混合君主制和议会文化的衔接"（许洁明，1995）；1689 年，英国通过《议会法案》，正式确定了君主立宪制的政治体制。在君主立宪制的政体下，君主（the Monarchy）、上院（the House of Lords）和下院（the House of Commons）共同组成议会，是英国的最高立法机构。其中，君主是国家元首，在名义上有权任免首相和大臣、召集和解散议会、颁布法令等，但实际上是按照政府的决定办事（钱乘旦，1995）。上院，也称贵族院，议员包括终身贵族、教会大主教和主教、世袭贵族等。1911 年、1949 年的《议会法》和 1999 年的《上院改革法案》使上院失去了在议会立法、立法修正、财政法案提出和否决等重要权力，逐步弱化上院在议会中的地位和权力，改革了上院的世袭性质。目前，上院共有约 800 位议员，除 26 名教会大主教、主教和 92 名世袭贵族外，均为皇家委员会任命的终身贵族，主要职责是审定议案和监管政府工作，是下院的辅助者。下院，也称平民院，议员由普选产生，共有 650 个议席，在 2015 年选举产生议席中，保守党 330 席，工党 231 席，苏格兰民族党 54 席，自民党 8 席，其他党派及无党派 27 席①。随着上院在议会中权力的不断衰减，下院成为议会权力的真正重心，在立法、财政预算和政府监管中发挥主导作用。在议会制下，由议会中占有多数席位的政党组建内阁（政府），执掌行政权，并对议会负责。

---

① 参考英国议会网站的相关资料 http://www.parliament.uk/mps-lords-and-offices/mps/current-state-of-the-parties/

2015 年 5 月以来执政的是保守党单独执政政府①。国家议会和中央政府代表英国四大区域，是国家最高立法机构和行政管理机构。在此基础上，苏格兰、威尔士和北爱尔兰均设有地方议会和政府，负责除国防、外交、宏观经济发展、社会保障之外的地方事务。1997 年，中央政府将包括卫生保健管理在内的部分权力下放给苏格兰、威尔士和北爱尔兰的地方政府，推动地方政府分权化改革（Cylus et al，2015）。

在英国君主立宪的宪政体制下，正如周淑真（2010）所述，"在英国，议会和内阁这两部机器一同用政党这部马达来推动"，实际运作权力的主体是政党。因而，英国的政治也是典型的政党政治。20 世纪以来，英国的两大政党即保守党（Conservative Party）和工党（Labour Party）。保守党，是在英国具有 300 多年历史的老党，前身为维护国王和土地贵族既得利益的托利党，因而天然地具有浓厚的保守性，但在政策制定上相当灵活，带有明显的实用主义色彩，能迎合形势变化而不断革新发展，近年来主张自由市场经济，强调有限政府和公民自由。工党，成立于 1900 年，最初以工会为基础，关注工人阶级的利益，以社会主义为目标。1995 年 4 月，工党通过新党章，开始更多关注中产阶级利益，主张社会改良和阶级合作，强调国家履行应尽义务的同时社会和个人也应承担相应的责任。保守党和工党两大政党轮流执政，对二战后英国"福利国家"建设起着巨大的作用。从 1948 年至今，在两党不断调整的执政主张下，英国的福利国家模式经历了从贝弗里奇模式向撒切尔政府的自由主义福利模式的转变，进而转向布莱尔政府的"第三条道路"，再转向卡梅伦政府的"大社会"新政（郑春荣，2012）。而英国 NHS 自建立起即不断进行着参量式改革，改革也正是沿着这样的发展轨迹而不断前行。

在经济发展方面，英国是高收入国家。1948—1973 年，在战后的 20

---

① 2015 年 5 月，保守党在议会选举中赢得超半数议席，单独组阁组成保守党单独执政政府，首相为戴维·卡梅伦（David Cameron）。

多年里，英国 GDP 年平均增长率为 2.8%，GDP 总量翻了一番（段会平，2004）。经济增长对英国战后福利政策的扩张具有重要意义。20 世纪 70 年代中后期至今，英国经历了几次严重的经济危机，经济发展速度明显降低，出现了严重的"滞胀"，直接促使英国对其福利性的社会保障制度做"减法"改革。但总体说来，英国的经济总量一直位居世界前列。2015年，英国 GDP 约 2.89 万亿美元，位列世界第五，是世界五大经济体之一，欧盟第二大经济体；人均 GDP44305.6 美元，位居世界第十九①。因此，即使是开源节流的改革并不意味着"拆毁福利国家"。一方面"福利性"的观念已深入人心，另一方面，较高的经济发展水平为英国福利性社会保障制度建设提供了物质基础，而 NHS 始终承诺为全体公民提供基于需要的、免费或低收费的医疗卫生服务更是得益于此。

在政治、经济因素之外，从文化的视角来看英国，我们想到的关键词首先是"绅士文化"。1883 年，英国诗人霍普金斯曾说，"即使英格兰民族不能给世界留些别的什么东西，单凭'绅士'这个概念，他们就足以造福人类了"。"绅士"作为英国社会的民族特征由来已久。随着历史的发展，正如钱乘旦、陈晓律（2003）所述，"'绅士风度'是社会中下层向上流社会看齐的结果，也就是被塞进了部分中下层价值观念的贵族精神的延续"。英国的绅士文化融合了贵族精神和英国各阶层某些价值观念而成为一种全新的社会文化。这种文化的特质体现为"优越的主人意识、崇尚正直、理性忠诚、谦和有礼、矜持保守、强烈的社会责任感"等诸多品质（钱乘旦，陈晓律，2003）。这种文化特质对英国社会产生了深远影响，如：英国社会的保守性，在面临社会冲突时，尊重传统，理性谨慎，调和折中，渐进改革（毕书媛，2011）；英国社会的公正法治，整个英国社会，无论哪个阶层，无论何种政治问题，都要寻找法律依据以证明行为的正义性（方江海，陈朋，2006）；英国社会的民主自由，从建立议会至今，一

---

① 依据世界银行数据库 http：//data. worldbank. org/相关数据。

直保留着对重大问题进行全民公决的政治传统（鲁莉，2009）。在这样的社会文化环境下，英国 NHS 提倡"普遍性"的原则，强调社会平等和谐，"平等服务"的理念在 60 余年的发展进程中从未动摇（曹琦，2012）。

综上所述，我们可以将英国政治经济文化的特点概括为：（一）两党制国家（保守党和工党），由在议会下院中占有多数席位的政党组建内阁，执掌行政权，并对议会负责，同时受君主形式上的约束。因而，执政党的执政理念对社会政策构建尤为重要。（二）联合王国，中央政府是最高行政管理机构，近年来苏格兰、威尔士、北爱尔兰地方政府也被赋予更多的地方自治权力。（三）高收入国家。（四）是世界上第一个宣布建成的"福利国家"，"福利性"观念深入人心。（五）融合了贵族精神和英国各阶层某些价值观念的"绅士文化"成为英国全新的社会文化。在这种文化特质影响下，英国社会崇尚公正法治、民主自由和社会和谐，同时尊重传统、理性谨慎、矜持保守，面临社会冲突时，往往是采取调和折中、渐进式的改革方式。英国国家健康服务制度正是与这样的政治经济文化环境紧密相融，社会环境的种种特点对制度建设产生了根本而深远的影响。

二、英国医疗保障制度安排：国家健康服务制度

以 NHS 作为制度核心的英国现代医疗保障制度建立于 20 世纪 40 年代。1941 年，英国成立社会保险和相关服务部际协调委员会，并委托经济学家贝弗里奇爵士担任委员会主席，着手制定战后社会保障计划。1942 年，贝弗里奇提交了题为"社会保险和相关服务"的报告（《贝弗里奇报告》），建议"为每一个公民提供广泛的医疗服务，在任何情况下，只要他需要，不需缴费即可享受全方位医疗服务"[1]。1945 年，工党上台执政后

---

[1] 劳动和社会保障部社会保险研究所组织编译. 贝弗里奇报告——社会保险和相关服务 [M]. 中国劳动社会保障出版社，2004.

即以 1942 年的《贝弗里奇报告》为基础颁布了一系列重要的法案，包括 1946 年通过的《国家健康服务法案》（National Health Service Act，1946）。1948 年 7 月，英国国家健康服务体系（National Health Service，NHS）正式建立（Webster，2002），也标志着英国现代医疗保障制度的建立。自 1948 年至今，NHS 已有六十余年的历史，并且始终是英国医疗保障体制的核心。以下本研究将试图从 NHS 六十余年的发展历程中梳理其制度特征，并借此阐释英国医疗保障制度安排。

首先，关于 NHS 建立的基本理念。1948 年，NHS 建立之时即强调为所有公民提供免费的、基于需要的、全方位的医疗服务。NHS 也由此成为全民免费医疗的代名词。之后，在六十余年的时间里，NHS 的参量式改革从未间断，但"全民免费医疗"的特性并未发生变化。2015NHS 章程仍强调"NHS 致力于为全体公民提供全面的医疗服务"、"公民对 NHS 服务利用是基于需要，而不是个体的支付能力"（DH，2015）。"全体公民"是指所有公民不论年龄、性别、种族、宗教信仰和其他个性特征都是 NHS 服务的对象；"全面的医疗服务"是指 NHS 覆盖所有医疗服务项目；"基于需要而不是支付能力"则是指 NHS 服务除个别法律规定的收费项目外均是免费的。始终将"为全民提供全面的、基于需要而不是支付能力的、基本免费的医疗服务"作为制度建立的基本原则，其实体现了 NHS 的基本理念，即以"民权"为中心，尊重公民的健康权，强调国家是公民健康权的首要保障者。

基于这样的制度理念，NHS 始终致力于缩小社会公民之间的健康不平等现象，而"免费""提供全面服务"是 NHS 减少健康不平等的工具。一方面，"免费"意即国家财政每年确定 NHS 预算资金，根据一定的方式将资金分配给英格兰、苏格兰、威尔士和北爱尔兰四个地区，由各地区具体负责资金的分配和使用，即自主决定如何将资金分配给 NHS 服务机构，社会成员在利用大多数 NHS 服务时是免费的（NHS England，2014）。另一方面，"提供全面服务"意即 NHS 面向全体公民且不允许禁止任何健康服务项目，除非有压倒性的临床证据表明某健康服务项目是不安全的或无效的（Newdick，2005）。对此，曹琦（2012）指出，NHS服务是"显性的福利，隐性的约束"，即英国尽管承诺NHS无条件地提供所有的医疗卫生服务，但同时制定形成了多个法律、法规、政策和规范，这些法律法规、政策和规范形成泛目录对NHS提供哪些服务进行了相对明确的限定。可以认为，NHS服务的提供是基于一定的原则，如循证角度而言的安全有效，以及NICE①所给予的疗效和成本效果评价。我们是否可将这视为NHS恪守高质量服务的承诺（commitment to quality of care），但对患者而言，NHS服务是全面的、适己的（appropriate to you）。而NHS管理委员会和临床服务委托小组（CCGs）管理条例（The National Health Service Commissioning Board and Clinical Commissioning Groups Regulations 2012）也明确规定，如果NHS拒绝支付某个体所要求的服务项目，则必须给出书面的解释。

第三，关于NHS服务的递送。和我们通常所说的三级医疗服务体系一样，NHS服务体系也包括初级卫生保健、二级和三级医疗服务。初级卫生保健（primary health care）的主要提供者是全科医师（General Practitioners，GP）。根据NHS规定，居民需要到NHS合同全科医师独立或联合开业的全科诊所注册，选择一名全科医师作为家庭医生负责自己日常健康问题的首诊和转诊。因此，GP在NHS服务体系中通常扮演着"守门人"的角色。2015年，NHS合同全科医师（GP providers）共28984名，全科医师诊所9458个，平均每家全科医师诊所注册居民数为6884人（HSCIC，2016）。除全科医师诊所外，NHS初级卫生保健服务的提供者还包括随到随诊中心（NHS walk-in centers，NHS WICs）、NHS111服务热线、牙科诊所、眼科诊所。其中，随到随诊中心建立于2000年，由护士负责管理，主要提

①　NICE，成立于1999年，最初的名称是国家卫生和临床技术优化研究所（National Institute for Health and Clinical Excellence），2012年《健康和社会服务法案》将其更名为国家卫生和社会服务优化研究所（National Institute for Health and Care Excellence）。

供轻微损伤或小病的及时处理，无需预约，被视为全科医师诊所的有效补充（Salisbury et al，2002）。二级和三级医疗服务（secondary and tertiary care）主要由公立医院①提供。其中，二级医疗服务由各公立医院的专科医师提供，他们通常被称为顾问医师（consultants），是公立医院的雇员。但并不是所有的公立医院都具有提供三级医疗服务的能力，一般而言，提供三级医疗服务的医院通常位于人口高度密集区域，如伦敦、伯明翰、曼彻斯特，通常是教学医院（DH，2006）。需要指出的是，居民对 NHS 二级和三级医疗服务的利用有严格的转诊程序，非急诊情况下，GP 扮演 NHS 守门人角色，患者经 GP 转诊方能接受进一步的专科医师服务，有必要时再经由专科医师转诊或直接由 GP 转诊到提供三级医疗服务的大型医院。

此外，自 NHS 建立以来，参量式改革从未间断，以"内部市场"化为特征的相关改革措施对 NHS 服务递送产生了很大影响。一方面形成了 NHS 服务购买机制，另一方面则是形成了公立医院法人治理结构。NHS 服务购买机制的建立始于英国 1990 年通过的《NHS 和社区服务法案》（National Health Service and Community Care Act 1990）。依据该法案，注册居民数达到 11000 名的全科医师诊所可申请成为基金持有者（GP fundholders）为患者的一大部分住院服务和专科服务付费（Le Grand，1999）。1997 年，布莱尔政府上台执政后，全科医生基金持有者被取消，转而由新的机构扮演服务购买者的角色，在英格兰为初级卫生保健信托（primary care trusts，PCTs），在威尔士为地方卫生委员会（local health boards，LHBs），在北爱尔兰为健康和社会服务委员。2012 年，临床服务委托小组（clinical commissioning groups，CCGs）取代 PCTs 成为英格兰地区 NHS 服务购买者。同

---

① 英国 1990 年颁布的《国民健康服务和社区服务法案（National Health Service and Community Care Act）》提出将公立医院重新组建成一种半独立的非营利性组织，即 NHS trusts。英格兰和北爱尔兰地区的公立医院一般被称为 NHS trusts。2004 年，英格兰又提出一种新的医院服务组织形式 NHS foundation trust，与 NHS trusts 相比，NHS foundation trust 具有更大的经营自主权，并可通过基金形式筹集资金。

时，1990 的法案还提出将公立医院重新组建为一种半独立的非营利性组织，NHS 信托（NHS trusts）。这意味着公立医院脱离了与卫生行政部门的上下级行政关系，转型为公立法人机构，具有经营自主权，并通过合同竞争获得筹资来源（McPake & Hanson，2006）。2004 年，英格兰提出建立 NHS 基金信托（NHS foundation trust，NHS FTs），赋予了公立医院更大的经营自主权，也进一步将公立医院法人化改革推向纵深。

总的来说，我们可以认为英国以 NHS 为核心的现代医疗保障制度是一种"国家主导"的"普享福利"制度。"国家主导"体现在，国家通过财政预算方式为 NHS 筹资，并进一步通过"内部市场"化的资金分配和服务购买机制组织 NHS 服务供给，形成了包括初级卫生保健、二级和三级医疗服务在内的完善而有序的 NHS 服务供给体系；"普享福利"则体现在 NHS 服务是"面向全体公民"的"免费"而"全面"的服务。

三、政府对医院的投入机制

（一）英国医疗保健体制运行的组织结构

英国包括英格兰、苏格兰、威尔士和北爱尔兰四大区域。1997 年工党上台执政后，推动地方政府分权化改革，将中央政府包括卫生保健管理在内的部分权力下放给苏格兰、威尔士和北爱尔兰的地方政府，使得英格兰、苏格兰、威尔士和北爱尔兰的 NHS 组织管理不尽相同（Cylus et al，2015）。因此，英国医疗保健体制运行的组织结构并不能一概而论。

从国家层面来看，财政部（HM Treasury）负责对英格兰、苏格兰、威尔士和北爱尔兰的卫生财政预算拨款；卫生部（Department of Health，DH）则主要管理英格兰地区的卫生保健事务，以及其他联合王国层面的国际国内卫生事务。

从地方层面来看，在英格兰，独立的非政府部门公共机构（Non Departmental Public Body，NDPB）受委托负责 NHS 组织管理、服务购买和质量监督，具体包括：1. 2012 年 10 月成立的 NHS 管理委员会（NHS Commissioning Board，2013 年 3 月更名为 NHS-England）取代战略卫生局（Strategic Health Authority，SHA）具体负责 NHS 的组织管理，下设伦敦、中东部、北部和南部四个区域中心。2. 2013 年 4 月成立的临床服务委托小组（clinical commissioning groups，CCGs）取代初级保健信托（primary health care trusts，PCTs）负责地方层面 NHS 服务运营，包括评估当地人群健康需要，并向医疗服务提供者购买所需服务。CCGs 的成员为地区开业的全科医师，以临床为导向来购买服务，受 NHS-England 的监督管理。3. 2016 年 4 月，监察委员会（Monitor）、NHS 信托管理发展局（NHS Trust Development Authority）、患者安全委员会（Patient Safety）、改革推进中心（Advancing Change Team，ACT）、服务支持中心（Intensive Support Teams，ISTs）共同组建形成 NHS 服务提升委员会（NHS Improvement），对 NHS 服务提供者进行监管并提供必要的帮助以确保 NHS 服务始终是安全而高效的。4. 2009 年，卫生保健委员会、社会服务监督委员会、精神卫生委员会合并形成服务质量委员会（Care Quality Commission，CQC），全面负责医疗卫生和社会服务质量的监管。所有健康和社会服务提供者均需到 CQC 注册以确保其所提供的服务符合质量和安全标准，所有 NHS 医疗机构和私营医疗机构均受其监督（CQC，2013）。5. 2013 年 4 月，国家卫生和临床技术优化研究所正式更名为国家卫生和社会服务优化研究所（National Institute for Health and Care Excellence，NICE），负责对 NHS 诊疗项目和药物使用，以及公共卫生、社会服务项目进行成本效果评价和技术评估，制定健康和社会服务指南，以推动优质高效服务项目的实施与应用（NICE，2013）。6. 健康教育委员会（Health Education England，HEE）负责卫生人力资源培养，下设 13 个地区教育与培训委员会。7. 健康观察中心

（Healthwatch England）致力于维护患者权益，从患者的视角监督 NHS 服务提供，在各地都设有健康观察站（local healthwatch）。

在苏格兰，苏格兰议会（the Scottish Parliament）负责 NHS 立法；苏格兰政府内设的卫生与社会服务部（the Scottish Government Health and Social Care Directorate）是 NHS 的最高行政管理机构，负责 NHS 预算分配、政策制定以及监督管理，并通过设立 NHS 管理委员会具体负责 NHS 的组织管理。其中，14 个地区 NHS 管理委员会（regional NHS Board）负责管理 NHS 日常事务，包括通过业务运营机构（operating divisions）管理公立医院，以及通过各社区卫生管理机构（Community Health Partnerships，CHPs）管理初级卫生保健服务；7 个 NHS 专业委员会（Special NHS Board）分别从人力资源管理、服务效率提升、健康改善、信息收集等方面参与 NHS 管理；卫生保健提升中心（Healthcare Improvement Scotland）则全面负责卫生服务质量监管。

在威尔士，威尔士国民议会（the National Assembly for Wales）拥有 NHS 立法权；威尔士政府（the Welsh Government）是 NHS 的最高行政管理机构，内阁成员卫生和社会服务事务大臣同时也是 NHS 最高行政长官，负责 NHS 政策制定、预算分配和监督管理；按区域设置的地区卫生管理委员会（Local Health Boards，LHBs）具体负责各地区 NHS 服务的组织管理（2009 年 10 月 1 日，威尔士原有的 22 个地区卫生管理委员会和 7 个 NHS 信托被整合成 7 大地区卫生管理委员会，委员会成员由卫生和社会事务大臣任命（NHS Walsh，2009））；社区卫生委员会（community health councils，CHCs）则代表社区居民对 NHS 服务进行监管。

在北爱尔兰，卫生部（the Department of Health，DoH）① 是 NHS 的最高行政管理机构，负责 NHS 相关政策法规的制定。2009 年，北爱尔兰通

---

① 原为健康、社会服务与公共安全部（Department of Health, Social Services and Public Safety of Northern Ireland，DHSSPS）。

过健康与社会服务法案（the Health and Social Care（Reform）Act（NI）2009），提出通过建立具有不同功能的健康与社会服务机构，构建现代化的、以公民为中心的、担当责任的和高质量的健康与社会服务公共行政管理体系。这些机构包括：1. 健康和社会服务委员会（health and social care board，HSCB），具体负责 NHS 的组织管理，包括依据人群需要购买 NHS 服务（commissioning）、对 NHS 服务实施绩效管理以及促进资源合理配置，其中服务购买由 5 个地区管理委员会小组（Local Commissioning Groups，LCGs）具体负责。2. 运营服务中心（Business Services Organization，BSO），按地区设置，依据卫生部的指令向其他健康和社会服务机构提供业务支持。3. 患者和客户委员会（Patient and Client Council，PCC），按地区设置，代表公众权益监督健康和社会服务。4. 质量监管局（Regulation and Quality Improvement Authority，RQIA），负责健康和社会服务质量的监管，并向卫生部提供相关政策建议（DHSSPS，2011）。

综上所述，我们可以看到英国医疗保健服务的组织管理以地方自治为主要特征，英格兰、苏格兰、威尔士和北爱尔兰在不断的改革实践中形成各具特色的医疗保健组织管理结构。其中，英格兰占有英国总人口的 80%，由国家卫生部直接管理医疗保健服务的组织运行，但随着 2012 年健康与社会服务法案的颁布，国家卫生部主要负责医疗保健政策制定和服务监管，将具体管理职能授权给诸多非政府公共机构，由其扮演 NHS 服务计划制定、服务购买和服务监督的角色。在苏格兰、威尔士和北爱尔兰，由地方政府主导管理医疗保健服务，各地近年来的改革一方面进一步强化了行政主导的组织管理模式，另一方面则进一步简化行政管理体系。英国医疗保健体制运行的组织结构详见图 3-1。

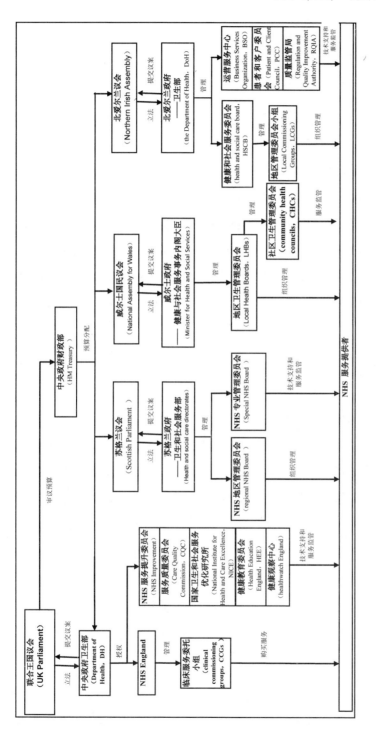

图 3 - 1 英国医疗保健体制组织结构图

（二）政府投入资金的来源

如前所述，英国在第二次世界大战之后建立形成了以 NHS 为核心的现代医疗保障制度。NHS 以"国家主导"和"普享福利"为基本特征，即 NHS 由国家通过财政预算的方式筹资，进而为全体公民提供基本免费且全面的服务。2014 年，英国经常性卫生总费用（current expenditure on health）为 1794.50 亿英镑，其中政府财政筹资 1426.26 亿英镑，占比 79.5%；强制保险筹资 1.8 亿英镑，占比 0.1%；自愿健康保险筹资 63.94 亿英镑，占比 3.6%；非营利性机构筹资 27.91 亿英镑，占比 1.6%；雇主筹资 9.90 亿英镑，占比 0.6%；个人现金付费筹资 264.59 亿英镑，占比 14.8%。包括政府财政和强制保险项目在内的公共筹资占英国卫生总费用的 79.6%。

英国是中央集权的财政体制，税收和海关总署（Her Majesty's Revenue and Customs，HMRC）负责全国范围内税收征收，主要税种包括收入所得税、增值税、公司税和消费税；财政部（HM Treasury）负责执行政府的公共财政政策，编制并执行国家预算。在该种中央高度集权化的财政体制下，中央政府掌握了绝大部分财政收入，并通过预算的方式控制公共支出。因而，英国卫生总费用的筹集主要依赖于中央财政，即财政部通过预算方式向卫生部门分配财政预算。其中，自 1997 年以来，英国将中央政府包括卫生保健管理在内的部分权力下放给苏格兰、威尔士和北爱尔兰地方政府。因此，财政部每财年向苏格兰、威尔士和北爱尔兰地方政府分配一揽子财政拨款（block grant），用于各地区对包括卫生在内的中央政府移交地方管理事务的开支；而卫生部财政预算主要用于英格兰地区卫生保健事务的开支（Gallagher & Hinze，2005）。表 3 - 1 显示了，2015—2019 财年中央财政卫生支出预算值。需要指出的是，财政部预算编制是建立在对各部门预算支出审查的基础上（spending review），由此确定部门预算支出上限（departmental expenditure limits，DEL），并与各预算部门签订公共服务协议（public service agreement，PSAs）监督预算执行。

表 3−1 中央财政卫生支出预算上限（DEL）（2015—2019 财年）　单位：£ billion

	2015 财年	2016 财年	2017 财年	2018 财年	2019 财年
财政支出总预算	348.3	358.2	363.5	368	374.2
其中：卫生部	116.4	120.4	123.5	126.1	128.9
—NHS	101.3	106.8	110.2	112.7	115.8
苏格兰	28.9	29.3	29.5	29.5	29.9
威尔士	14.4	14.5	14.6	14.8	14.9
北爱尔兰	10.8	10.9	11	11.1	11.1

数据来源：HM Treasury（2015）

在国家卫生服务制度下，英国构建形成了以中央财政为主导的卫生费用筹集模式。NHS 医院也主要通过国家财政预算方式筹集费用。除财政预算拨款外，英国医院的公共筹资来源还包括强制国民保险（机动车辆保险和雇主责任保险）基金支出。如表 3−2 所示，2014 财年，政府卫生支出中，医院费用为 679.88 亿英镑，占政府卫生支出的 47.7%；强制国民保险基金支出中，医院费用为 1.53 亿英镑，占基金支出的 85.0%。

表 3−2 英国公共筹资来源卫生费用在不同卫生机构的分配情况（2014 财年）

	政府卫生支出		国民保险基金支出	
	费用（£ million）	构成比（%）	费用（£ million）	构成比（%）
医院	67988	47.7	153	85.0
长期照护机构	11532	8.1	0	0.0
门诊服务机构	34453	24.2	0	0.0
医学辅助服务机构	2758	1.9	27	15.0
医疗产品零机构	14566	10.2	0	0.0

	政府卫生支出		国民保险基金支出	
	费用 （£ million）	构成比（％）	费用 （£ million）	构成比（％）
预防服务机构	2796	2.0	0	0.0
卫生行政管理机构	2119	1.5	0	0.0
其他	6413	4.5	0	0.0
合计	142626	100.0	180	100.0

数据来源：英国国家统计局

（三）政府投入资金的分配及使用

随着英国地方分权改革的推进，地方政府对卫生预算经费的分配和使用有很大的自主权。在苏格兰、威尔士和北爱尔兰，地方议会和政府自主管理国家公共预算拨款，全权负责资金的分配和使用（HM Treasury，2015）。在英格兰，国家财政预算明确规定了卫生部门预算支出上限和 NHS 预算支出上限（如表 3-1 所示），并对预算经费的用途做了进一步说明，但经费的具体使用则授权给了地方机构 NHS-England 和 Public Health England（The King's Fund，2013）。在地方自治的组织管理架构下，英格兰、苏格兰、威尔士和北爱尔兰对医院预算的分配机制不尽相同。

1. 英格兰

在英格兰，卫生部授权 NHS-England 具体负责 NHS 预算经费的使用。NHS 预算分为用于卫生基础设施建设的固定资产预算和服务经费预算。

（1）关于医院基础建设投入。

20 世纪 90 年代，基于英国颁布的《NHS 和社区服务法案》，英格兰将 NHS 医院重新组建成一种半独立的非营利性组织，即 NHS 信托（NHS trusts）。NHS 信托自主管理医院，并通过竞争的方式获得 NHS 预算，拉开了公立医院法人化治理的序幕。随着公立医院法人治理结构的建立，NHS

医院的固定资产也由 NHS 信托机构接管，根据英国国家统计局（National Audit Office，NAO）2002 年的工作报告，NHS 信托接管了约 95% 的 NHS 医院固定资产（NAO，2002）；同时，NHS 信托也被要求每年向政府支付固定资产使用利息，即公共资本股息（public dividend capital），最初为每年支付 6% 的资产收益率，2003 年 4 月后调整为每年支付 3.5% 的资产收益率（HM Treasury，2003）。

在该种医院固定资产使用和管理的模式下，NHS 信托根据医院建设的需要自主申请财政预算拨款，同时也承诺向政府支付公共资本股息。具体申请要求包括：预算申请应符合财政部提出的五原则模型（Five Case Model），即战略支撑原则、经济成本效益原则、商业可行性原则、财政可负担原则、组织管理可实现原则；提供详细的建筑设计方案和成本预算；大额预算申请需依次提交预算用于资本发展的战略计划（strategic outline case，SOC）、实施计划（outline business case，OBC）和全面实施细则（full business case，FBC）。所有申请方案需通过风险评估（risk potential assessment，RPA），中高风险项目需接受进一步准入审查（Gate Reviews）（NHS England，2013）。预算申请需通过 NHS 地区管理机构（Area Teams）、NHS 区域管理机构（Regional Teams）、NHS 委托服务协调机构（Commissioning Support Units，CSUs）、NHS England 项目评估管理机构（NHS England Project Appraisal Unit）的评估审核。最后，费用额度小于 300 万英镑的申请，直接由 NHS England 管理委员会主席或财务总监（Chief Finance Officer）核准；费用额度在 300 万英镑至 1000 万英镑的申请需提交 NHS England 投融资管理委员会（NHS England Finance and Investment Committee）核准；费用额度在 1000 万英镑至 3500 万英镑的申请，需提交 NHS England 管理委员会（NHS England Board）核准；费用额度在 3500 万英镑至 5000 万英镑的申请，需首先通过国家卫生部征询国家财政部的意见，如无异议，则由 NHS England 管理委员会核准；费用额度超过

5000 万英镑的申请，则逐级上报最后经由国家财政部核准（NHS England，2013）。

正如顾昕（2011）所述，尽管资本投入被纳入年度 NHS 财政预算，但当出现政府财政紧缩的情况，财政预算首要保障的是服务经费预算，而资本投入预算只能暂且搁置。因此，20 世纪 90 年底初期，英国启动了民间融资计划（Private Finance Initiative，PFI），开始尝试吸引私人资金投入公共部门资本项目。1997 年，上台执政的工党政府明确继续支持 PFI 计划，鼓励社会资本向公共部门投资（卫生服务提供体系创新）。在卫生领域，PFI 项目主要是用于医院基础设施建设投入。此外，2004 年，英格兰在 NHS 信托的基础上引入了 NHS 基金信托（NHS foundation trusts，NHS FTs）。与 NHS 信托相比，NHS 基金信托是独立的法人机构，对医院实行自主管理。"自主管理"的内涵之一即自主筹资，NHS 基金信托根据医院建设的需要，向公、私部门进行资本筹资。上述相关政策的实施，意味着政府在通过财政投入方式为 NHS 医院基础设施建设筹资外，也通过政策准入方式吸引社会资本融资。如表 3 - 3 所示，2015 财年，社会资本对 NHS 信托（包括 NHS 基金信托）固定资产投入额度为 3.126 亿英镑，占 NHS 信托固定资产总投入（21.377 亿英镑）的 14.62%。

表 3 - 3　NHS 信托（包括 NHS 基金信托）固定资产投入情况（2013—2015 财年）

单位：£　million

	2013 财年	2014 财年	2015 财年
固定资产总投入	2745.4	2323.6	2137.7
其中：社会资本投入	—	309.6	312.6

数据来源：NHS Digital

（2）关于医院日常运行经费投入。

自 20 世纪 90 年代以来，英格兰 NHS 体系改革的核心内容是建立形成了服务购买者与提供者分离（purchaser-provider split）机制。2013 年，临床服务委托小组（clinical commissioning groups，CCGs）取代初级保健信托（primary health care trusts，PCTs），扮演医疗服务购买者的角色，是 NHS 服务预算经费的持有者。CCGs 的成员为地区开业的全科医师，以临床为导向来购买服务，即 CCGs 为临床导向型机构（NHS Commission Board，2012）。NHS England 按照人头费加权公式（weighted capitation formula）向各 CCGs 分配 NHS 预算。该公式的基本原理是（NHS England，2014）：① 以各 CCGs 覆盖地区的人口数为基数。人口数量的统计口径是各 CCGs 覆盖地区所有全科医师诊所的注册居民总数。将每人头的 NHS 费用拨付给居民注册全科医师诊所的所在地，体现了英格兰所倡导的"由服务提供者 - 全科医师来全权负责居民 NHS 服务经费使用"的基本原则（NHS England，2013）。②根据人口年龄、性别结构进行加权调整。③根据人口的健康状况进行加权调整。④根据人口健康不平等现象进行加权调整。⑤根据特殊地理环境对健康服务成本的影响进行加权调整。2014 年，英格兰地区共有 211 个 CCGs，服务人口数从 61000 到 860000 不等，平均服务人口数为 250000（NHS England，2014），获得的 NHS 预算为 668.52 亿英镑，占 NHS England 总预算支出（976.66 亿英镑）的 68.45%（NHS England，2015a）。

在 NHS 服务购买者与提供者分离机制下，NHS 信托和 NHS 基金信托作为 NHS 医院服务的提供者，需要通过竞争的方式获得 NHS 预算。NHS 信托（NHS 基金信托）与 CCGs 通过公共契约的方式建立服务购买关系，服务购买协议为 NHS England 制定的年度 NHS 标准化合同（the NHS Standard Contract）。合同中包含了系列条款，用于防止服务提供者的反竞争行为，以及促进服务提供者之间建立形成以患者为中心的协作关系（NHS England，2015b）。此外，在合同购买机制的基础上，英格兰于 2012 年引入"合格服务提供者（the Any Qualified Provider，AQP）"计划，旨在为患者的就医选择提供帮助。显然，对 NHS 信托或 NHS 基金信托而言，成为"合格服务提供者"意味着更强的服务竞争力，但同时也需接受相关条款规定。如必须到 CQC 注册、获得监察委员会 Monitor 的许可、接受 NHS 标准化合同的所有条款、接受 NHS 定价、有能力提供协议服务等。不论是 NHS 标准化合同，还是 AQP 计划，均是 NHS England 针对 NHS 服务提供者建构的一种准入或严选机制，是任一家 NHS 信托或 NHS 基金信托获得 NHS 服务预算经费的基本前提。

那么，CCGs 又是如何向合同医院付费的？2003 年以前，NHS 支付医院费用的方式是，按照合同约定打包购买（block contracts）医院提供的一系列服务（Appleby et al，2012）。考虑到该种支付方式并不能很好地反映医院的服务质量，卫生部开始尝试引入一种基于服务本身（activity-based）、体现费用跟随患者（money would follow the patient）的医院费用支付方式，即按结果付费（Payment by Results，PbR）（Boyle，2007）。PbR 的主要做法是（DH，2012）：

第一，PbR 的基本原则是根据医院为每位病人提供的服务进行付费，需要协同考虑病人接受服务的复杂程度。

第二，PbR 支付的两大基本参数是，服务单元和价格。服务单元，即根据患者在医院就诊期间对医疗服务资源的利用情况将其分为不同的医疗资源组（healthcare resource groups，HRGs），其中门诊患者服务单元称为专科服务单元（treatment function codes，TFCs）。划分 HRGs 首先依据 ICD-10 和 OPCS-4（the Office of Population Censuses and Surveys Classification of Surgical Operations and Procedures，4th Revision）对入院病人进行疾病编码和治疗程序编码，从而形成了多种多样的患者临床服务编码；然后根据资源使用相近原则将数量庞大的临床服务编码整合成不同的医疗资源小组，即 HRGs。TFCs 则主要依据提供门诊服务医师的注册执业类别确定。价格，即每服务单元的支付价格。每 HRG 或 TFC 的支付价格是全国统一的，由卫生部依据医院的平均服务成本确定。其中，HRG 价格依据服务是否在有计划、有准备、有选择的情况提供，分为可选择性服务价格和非选择性服务价格（如急诊），对于同一 HRG，非选择服务价格要高于选择性服务价格；TFC 价格则分为首诊价格和复诊价格，对于同一 TFC，首诊价格要高于复诊价格。在具体实践过程中，实际支付价格，一方面可根据服务单元的特殊情况进行调整，如住院时间明显高于或低于平均住院日水平、包括特殊服务项目、受特定政策影响等；另一方面，需要考虑市场因素导致的不同地区服务成本的差异，即加入一个变量市场因子（market forces factors，MFF）。因此，每 HRG（TFC）实际支付价格（reimbursement）=（支付标准（base tariff）+ 调整费用（tariff adjustment））* MFF。

第三，PbR 通过完善的信息系统完成服务编码及服务价格的确定。首先每家医院通过各自的病人管理系统（Patient administration systems，PAS）对就诊患者进行编码；其次，各医院依据统一的标准将本医院数据整理为委托服务数据库（Commissioning datasets，CDS），提交给国家二级医疗服务信息系统（Secondary Uses Service，SUS）；最后，SUS 将数量庞大的临床服务编码整合成不同的医疗资源小组（HRGs 和 TFCs），并确定每 HRG 或 TFC 的价格标准。

第四，CCGs 根据统一的 HRG（TFC）支付价格标准向医院服务付费，即医院 PbR 总付费 = $\sum_{i=1}^{n} HRGi \times Tariffi + \sum_{j=1}^{n} TFC_j \times Tariffj$。

第五，英格兰于 2010 年在 PbR 支付体系中引入最佳服务价格计划（best practice tariffs，BPTs），即根据 HRG 的最优临床路径确定最佳的服务价格，用以规范医院服务提供行为，提升各医院服务质量和成本效益。

从 2003 年的小范围试点，到 2005 年在全国范围内推广，英格兰已构建形成以 PbR 为主的医院服务费用支付体系（Appleby J et al.（2012）（Appleby et al, 2012.）。在 2016/17 版 NHS 国家价格和收费手册中，共 1366 种 HRGs 和 56 种 TFCs 具有统一的价格标准，涵盖了 60% 以上的医院服务（Monitor，2016）。

以上建立在合同购买关系上，对医院施行按结果付费的机制，可以将之视为 NHS 预算分配的显性机制，即政府正是通过该种服务购买机制将 NHS 预算分配给医院。除此之外，像保险体系建立的资源利用限制机制一样，即"通过市场首次准入的项目，必须经过医疗保险的二次准入才能得到报销资格（曹琦，2012）"，NHS 也建立起这样一种机制来优化资源利用，提高 NHS 预算的使用效益，我们将之视为 NHS 预算分配的隐性机制。国家卫生和社会服务优化研究所（National Institute for Health and Care Excellence，NICE）是该机制的执行者。NICE 前身为国家卫生和临床技术优化研究所，2013 年 4 月正式更名为国家卫生和社会服务优化研究所，是依法成立的非政府部门公共机构，受卫生部委托，负责对 NHS 诊疗项目和药物使用，以及公共卫生、社会服务项目进行成本效果评价和技术评估，制定健康和社会服务指南，以推动优质高效服务项目的实施与应用（NICE，2013）。NICE 对英格兰地区 NHS 服务和药品施行二次准入，因此，其并不是一个单纯的技术优化研究机构，而是政府授权的医疗资源"守门人"，对医疗服务提供者的行为有着重要影响，从此种意义上，其对 NHS 预算分配起着至关重要的作用，决定了 NHS 预算优先被用于提供优质高效的服务项目。

2. 苏格兰、威尔士和北爱尔兰

在苏格兰、威尔士和北爱尔兰，地方议会和政府全权负责国家公共预算拨款的分配和使用。

关于固定资产投入。各地方政府均制定了详细的投入计划，即《苏格兰基础设施建设投入指南》（Scottish capital investment manual，SCIM）、《威尔士基础设施投入计划》（Wales Infrastructure Investment Plan，WIIP）和《北爱尔兰投资战略计划》（the Investment Strategy for Northern Ireland，ISNI）。除公共预算拨款外，各地也都通过政策准入允许民间资本对 NHS

融资，即启动 PFI 项目。值得指出的是，为了规避资本逐利性对公共服务供给的影响，苏格兰政府于 2008 年引入了关于民间资本融资的非营利分配计划（Non-Profit Distributing model，NPD）（Hellowell & Pollock，2009）。2014 年，效仿苏格兰政府的做法，威尔士政府也提出在基础设施投入中引入 NPD 方案（Welsh Government，2015）。

关于 NHS 服务经费的分配。（1）在苏格兰，卫生和社会服务部首先根据资源配置公式，向 14 个 NHS 地区管理委员会分配 NHS 服务经费。2007 年苏格兰 NHS 资源配置委员会（NHS Scotland Resource Allocation Committee，NRAC）对 Arbuthnott 公式（Arbuthnott formula）进行修正后形成 NRAC 公式。NRAC 公式基于各地区人口数量分配预算，根据人群年龄/性别构成、发病率/生活环境（Morbidity and Life Circumtances，MLC）以及当地特殊的地理环境（如偏远山区）对人群健康需要的影响对预算分配进行调整（ISD Scotland，2016）。14 个 NHS 地区管理委员会管理地区 NHS 预算，具体负责向 NHS 服务提供者分配资金。苏格兰政府于 2004 年废除了 NHS 服务购买者与提供者分离机制，不再通过合同的方式购买服务，而是由 NHS 地区管理委员会或社区卫生管理机构直接向 NHS 服务提供者支付费用。其中，居民医院服务费用由 NHS 地区管理委员会根据苏格兰统一的价格标准（Scottish national tariff）进行支付。2013/14 版价格目录中包括了 1193 个 HRGs（ISD Scotland，2013）。（2）在威尔士，政府按人口向 7 个地区卫生管理委员会（LHBs）分配 NHS 服务经费，由 LHBs 具体负责 NHS 服务经费的分配和使用。其中，各 LHBs 基于 HRGs 向医院付费。威尔士早在 2000 年 4 月即引入了 HRGs 支付体系，2009 年以来所使用的版本是 HRG4（NHS HSCIC，2013）。（3）在北爱尔兰，卫生部授权健康和社会服务委员会（health and social care board，HSCB）向各地区管理委员会小组（Local Commissioning Groups，LCGs）分配 NHS 服务经费。经费分配具体细化为 9 类不同服务项目预算经费，如急重症服务、产科服务、家庭和儿童保健服务、老年照护服务等，仍以人口为主要分配参数，协同考虑人口结构、地域特征等（DoH，2015）。LCGs 具体负责各地区 NHS 服务经费的分配和使用，其中，对医院服务经费的分配与英格兰地区相似，即通过合同方式向健康和社会服务信托机构（HSC Trusts）购买服务，且基于 HRGs 支付服务费用。

（四）小结

综合以上，如图 3 - 2 所示，英国医院政府投入的基本机制是：

第一，中央财政支出是英国医院费用的主要筹资来源。每一财年，中央政府统一安排卫生保健支出，通过财政预算方式向英格兰、苏格兰、威尔士和北爱尔兰分配卫生费用，各地将国家卫生财政拨款按照人头费加权公式向所辖地区分配，由地区相关管理机构（英格兰为各地区临床服务委托小组（CCGs），苏格兰为地区 NHS 管理委员会（NHS Boards），威尔士为地区卫生管理委员会（LHBs），北爱尔兰为地区委托小组（Local Commissioning Groups，LCGs））具体负责预算包括医院在内的卫生服务提供者之间的分配。

第二，政府财政投入的对象为 NHS 医院，2012 年之后，也包括少数 NHS 体系外医院。NHS 医院，最初被称为"公立医院"。1948 年 7 月 5 日，随着英国《国家健康服务法案》的正式生效，英国医院也经历了 20 世纪最重要的一次转型，即国有化改革，"英格兰及威尔士共 1143 家志愿医院和 1545 家市政医院被收归国有，成为公立医院，在卫生部领导下开始为英国居民提供免费的医疗服务（刘成，白爽，2015）"。NHS 医院体系，由此也成为世界上最大的公立医院体系（顾昕，2011）。1990 年，英国颁布《NHS 和社区服务法案（National Health Service and Community Care Act 1990）》，提出将 NHS 公立医院重新组建为一种半独立的非营利性组织，即 NHS 信托（NHS trusts），这拉开了英国公立医院法人化（corporati-

zation）改革的序幕。现在在英格兰和北爱尔兰，NHS 医院通常被称为
NHS 信托机构，包括 NHS 信托、NHS 基金信托和 HSC 信托（健康与社会
服务信托）。这些信托机构，作为 NHS 医院服务的提供者，是政府投入的
主要对象。2012 年，英国颁布《健康与社会服务法案（Health and Social
Care Act 2012）》，允许 NHS 向私立卫生服务提供者购买服务。2014 财年，
英格兰向私立卫生服务提供者购买服务的支出为 103.67 亿英镑，占当年
NHS 预算支出的 9.4%（DH，2015）。

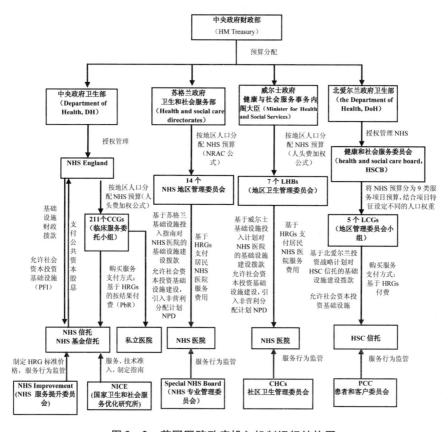

图 3-2 英国医院政府投入机制运行结构图

第三，关于医院基础建设投入。一方面，随着公立医院法人治理结构

的建立，NHS 医院的固定资产也由 NHS 信托机构接管，NHS 信托根据医院建设的需要自主申请财政预算拨款，同时也承诺向政府支付公共资本股息。另一方面，从 20 世纪 90 年代开始，英国通过政策准入允许民间资本对 NHS 医院融资，以应对财政紧缩情况下出现的政府对 NHS 医院基础设施建设投入不足的问题。2015 财年，社会资本对 NHS 信托（包括 NHS 基金信托）固定资产投入额度为 3.126 亿英镑，占 NHS 信托固定资产总投入（21.377 亿英镑）的 14.62%（NHS Digital，2016）。

第四，关于医院日常运行经费投入。一方面，政府委托（commission）非政府机构为居民购买医院服务，由其掌管 NHS 预算经费，通过合同的方式购买服务；另一方面，原公立医院不再是政府的全额预算单位，由 NHS 信托自主管理，是独立于政府的法人实体，必须通过竞争服务购买合同来获得财政预算。OECD 将英国的实践改革视为公立医院筹资从"公共集成模式"向"公共契约模式"的转变。在合同购买机制上，英格兰逐步构建起了一套基于服务本身、体现费用跟随患者的医院费用支付方式，即按结果付费方式（PbR）。PbR 支付方式的核心是，根据患者在医院就诊期间对医疗服务资源的利用情况将其分为不同的医疗资源组 HRGs，并确定每个医疗资源组的支付价格标准。与英格兰的做法相类似，苏格兰、威尔士和北爱尔兰也纷纷构建起了基于 HRGs 的医院费用支付体系。正如 Figueras et al（2006）所述，英国基于 HRGs 支付居民的医院服务费用，其实是一种类似于 DRGs 的支付方式，借此可达到控制医院成本和提高绩效的双重目的。

第五，像保险型体系具备的资源利用限制机制一样，英国组建了国家卫生和社会服务优化研究所（NICE），通过对 NHS 诊疗项目、药物使用以及公共卫生、社会服务项目进行成本效果评价和技术评估，制定健康和社会服务指南，提高 NHS 预算的使用效益。NICE 并不是一个单纯的技术优化研究机构，而是政府授权的医疗资源"守门人"，对医疗服务提供者的行为有着重要影响，从此种意义上，其对 NHS 预算分配至关重要。

四、政府投入行为对医院发展的影响

（一）英国医院的数量与结构

自 1948 年国家卫生服务制度的建立至今，伴随着政府投入机制的改革，英国医院服务供方市场的发展呈现出以下特征：

第一，公立医院从政府预算单位转为公立法人机构。

1948 年 7 月 5 日，随着英国《国家健康服务法案》的正式生效，英国医院也经历了 20 世纪最重要的一次转型，即国有化改革，"英格兰及威尔士共 1143 家志愿医院和 1545 家市政医院被收归国有，在卫生部领导下，公立医院开始为英国居民提供免费的医疗服务（刘成，白爽，2015）"。英国的国家卫生服务制度的确立，以及政府出资为全体公民提供基本免费的卫生筹资体系的形成，决定了公立医院在卫生服务提供体系中的举足轻重的地位，"英国 NHS 的医院体系，可以说是世界上最大的公立医院体系（顾昕，2011）"。1990 年，英国颁布 NHS 和社区服务法案（National Health Service and Community Care Act 1990)》，提出将 NHS 公立医院重新组建为一种半独立的非营利性组织，即 NHS 信托（NHS trusts），拉开了英国公立医院法人化（corporatization）改革的序幕。从英国当前情况来看，在英格兰和北爱尔兰，NHS 医院不再被通俗地称为"公立医院"，取而代之的是英格兰的 NHS 信托（NHS trusts）和 NHS 基金信托（NHS foundation trust，NHS FTs），以及北爱尔兰的健康与社会服务信托（HSC Trusts）。

截至 2016 年 3 月，英格兰共有 90 家 NHS 信托和 153 家 NHS 基金信托（DH，2015），管理急重症综合医院共 218 家、急重症专科医院 62 家、社区医院（仅指设有住院病床的）280 家（HSCIC, 2016 Hospital Estates and Facilities statistics）；苏格兰共有 NHS 医院 278 家（ISD Scotland, 2016）；威尔士共有 NHS 医院 120 家（NWIS, 2016）；北爱尔兰共有 5 家 HSC 信托，管理 44 家医院（DoH, 2016）。

第二，私立医院发展缓慢。

在国家卫生服务体系的基础上，受 20 世纪 70 年代末保守党"私有化"政策主张的影响，私立卫生部门在英国也有一定程度的发展。1986 年至 1998 年，英国私立医院的数量从 200 家增加到 229 家；2015 年，增加至 250 家左右（AIHO, 2015）。私立医院大部分属于医院集团，如纳菲尔德医疗保健集团（Nuffield health），拥有 31 家私立医院；BMI 医疗保健集团（BMI healthcare），拥有 59 家私立医院；拉姆塞医疗保健集团（Ramsay Health Care），拥有 36 家私立医院等。

第三，急重症病床数量逐年递减，每千人口急重症病床数量维持在较低水平。

Jonathan C.（2015）指出，1948 年至今，英国 NHS 医院的数量不断减少，主要原因在于英国对一些小规模的医院进行了整合，关闭了提供长期住院服务的精神卫生机构，转而由社区供给该类型服务。从医院急重症病床数来看，根据 WHO 统计数据，2014 年，英国共有急重症病床 146543 张，每千人口病床数为 2.3 张；2000—2014 年，医院病床总量从 186417 张减少到 146543 张，每十万人口病床数从 3.2 张减少到 2.3 张（详见表 3 - 4）。

表 3 - 4　英国医院急重症病床数量（2000—2014 年）

	病床数（张）	每千人口病床数（张）
2000	186417	3.2
2001	186776	3.2
2002	185950	3.1
2003	186101	3.1

续表

	病床数（张）	每千人口病床数（张）
2004	184364	3.1
2005	180344	3.0
2006	173661	2.9
2007	167670	2.7
2008	167006	2.7
2009	165869	2.7
2010	149935	2.4
2011	149051	2.4
2012	147235	2.3
2013	146115	2.3
2014	146543	2.3

数据来源：WHO/Europe, European HFA Database, http：∥data. euro. who. int/hfadb/；OECD 数据库, http：∥stats. oecd. org /.

如图 3 - 3 所示，总体来说，2000—2014 年，英国每千人口急重症病床数始终维持在较低水平，低于欧洲国家平均水平，低于欧盟成员国家平均水平，也低于 OECD 国家平均水平。

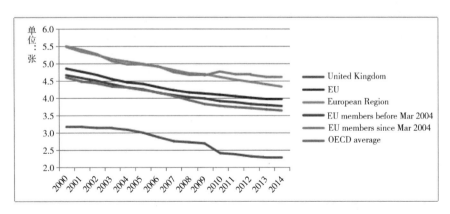

图 3 - 3　英国每千人口急重症病床数量（2000—2014 年）

数据来源：WHO/Europe, European HFA Database, http：∥data. euro. who. int/hfadb/；OECD 数据库 http：∥stats. oecd. org /.

（二）英国医院服务提供情况

从医院服务提供情况来看，根据 WHO 统计数据，2001 年至 2014 年，医院总出院人数不断增加，从 644.10 万人增加到 806.74 万人，平均增长速度为 1.7%；平均住院日（急重症病床）则不断缩短，从 7.71 天缩短至 6.04 天，平均增长速度为 −1.9%；病床使用率（急重症病床）基本维持在 84% 左右。英国医院的平均住院日水平低于欧盟平均水平，病床使用率则高于欧盟平均水平。

表 3－5　英国医院服务提供情况（2001—2014 年）

	出院人数（人）	平均住院日（天）	病床利用率（%）
2001 年	6441022	7.7	83.4
2002 年	6661859	7.5	84.1
2003 年	6907143	7.3	84.4
2004 年	7398574	7.1	83.9
2005 年	7489973	6.9	83.7
2006 年	7451072	6.6	83.5
2007 年	7485663	6.4	83.7
2008 年	7967010	6.3	84.8
2009 年	8032417	6.2	84.2
2010 年	8063929	6.1	84.4
2011 年	8066328	6.0	—
2012 年	8089897	6.0	—
2013 年	8076877	6.0	—
2014 年	8067399	6.0	—
2014 年 EU 平均水平	—	6.4	76.9
2014 年 OECD 平均水平		6.5	75.6

数据来源：WHO/Europe, European HFA Database, http：//data. euro. who. int/hfadb /.

第四章

德国医院的政府投入机制

德国是世界上公认的第一个建立社会医疗保险制度的国家。自 1883 年德国颁布《疾病保险法》以来，社会医疗保险成为德国医疗保障制度中的重要组成部分。学术界普遍将德国视为社会医疗保险国家的典范，本文认为，德国建立社会医疗保险制度更体现了其对医疗政策取向的定位，即强调"社会保障"、"社会自治"和"政府监管"。基于德国医疗保障模式的特殊地位和强调"社会自治"的政策取向，本章以其为研究对象，深入探讨德国医院的政府投入机制。

一、德国的政治、经济与社会文化

德国，即德意志联邦共和国（the Federal Republic of Germany，Die Bundesrepublik Deutschland），位于欧洲中部。1990 年 10 月 3 日东西德重新统一后，德国由 16 个联邦州（巴登—符腾堡州、巴伐利亚州、柏林市、勃兰登堡州、不来梅市、汉堡市、黑森州、梅克伦堡—前波莫瑞州、下萨克森州、北莱茵—威斯特法伦州、莱茵兰—普法尔茨州、萨尔州、萨克森州、萨克森—安哈特州、石勒苏益格—荷尔斯泰因州和图林根州）组成，国土面积 357376 平方公里，人口 8217.57 万人（截至 2015 年 12 月），每平方公里人口密度 230 人，是欧洲人口最稠密的国家之一。

1949 年 5 月颁布的《德意志联邦共和国基本法》（以下简称《基本法》）是德国的根本大法。根据《基本法》规定，德国是联邦议会民主共和制国家、法治国家和社会福利国家。联邦议院和联邦参议院为联邦立法部门，其中，联邦议院（the Federal Assembly，Bundestag）由公民选举代表组成（至今为 2013 年选举产生的第 18 届联邦议院，共包括代表 630 席[①]），是国家政治的核心，代表全民意志，拥有立法权并负责审查联邦政府的工作，决定联邦预算和国防部署；联邦众议院（the Federal Council，Bundesrat），由来自德国 16 个州的 69 名代表组成，是各州参与立法和管理联邦事务的机构，维护联邦各州利益。联邦各州具有立法权，实行地方自治。

德国实行多党制，主要的政党有：基督教民主联盟（简称基民盟），是德国第一大政党，现有党员 44.7 万人；基督教社会联盟（简称基社盟），拥有党员 14.5 万人，仅在巴伐利亚州开展活动，与基民盟共同组成联盟党；社会民主党（简称社民党），是德国第二大政党，现有党员 44.5 万人；自由民主党（简称自民党），拥有党员 5.4 万人；绿党 – 联盟 90（简称绿党），现有党员 6 万人；左翼党，由原东德地区的德国民社党和劳动与社会公正党的成员组成，拥有党员 6 万人。多党制下，德国政府由获得议会多数席位的一个或多个政党单独或者联合执政，当前执政的联邦政府由联盟党（基督教民主联盟和基督教社会联盟）和社会民主党组成。

德国各党派的政策理念与主张对德国医疗保障制度的建立与发展有着很大影响。基民盟是德国的第一大政党，信奉基督教所倡导的自由、团结、公正的基本价值，主张社会市场经济。社会市场经济理论认为，社会保障制度有助于促进社会公平，维护社会安全，是国家对经济发展的积极干预，但社会保障的具体运行应以"社会自治"为原则，国家主要通过法

---

① 参考德国联邦议院网站 http：//www. bundestag. de/htdocs_ e/资料。

律手段对社会保障进行宏观引导和管理（傅殷才，1994）。因此，在基民盟首期执政的 1949—1969 年，其社会市场经济主张直接促使德国在战后建立起了相对完善的现代社会保障制度。1969 年，社民党上台执政，主张社会公正，认为为了使社会成员更好享受社会福利，应注重经济发展，注重利益的公平分配，并制定实施了多项增加社会福利保障的措施，进一步使得德国社会保障事业得到空前发展（邓大松，1998）。1982—1998 年，基民盟和自民党联合执政期间，受自民党自由主义思想主张的影响，德国医疗保健体制改革中也增加了自由主义的色彩，如 1992 年的《卫生保健结构法案》（Health Care Structure Act of 1993，*Gesundheitsstrukturgesetz*）、1997 年的《法定健康保险重构法案》（1st and 2nd SHI Restructuring Acts 1. und 2. *GKV-Neuordnungsgesetz*）均强调医疗费用私有化，通过提高费用共付率强化个人责任来控制医疗费用（王琬，2011）。1998 年，社民党重新执政，与绿党组成联合政府，社民党人施罗德成为第 33 任总理。执政初期，施罗德政府重申德国医疗保障制度团结互助的基本理念，于 1999 年颁布《加强法定健康保险团结互助法案》（Act to Strengthen Solidarity in SHI，*Gesetz zur Rechtsangleichung in der GKV*），并积极推行通过创新医疗保险谈判机制来控制医疗成本。2003 年，施罗德政府提出了"2010 年议程"的一揽子社会改革计划，在医疗保险领域，对多项 SHI 给付内容引入自费比例，进而强调公民个人责任。2005 年，联盟党和社民党联合执政，在不同的政策主张下，两党就各自形成的"人头费"和"社会公民保险"医疗改革方案进行多次谈判，最终在双方的最大妥协下形成《加强法定健康保险竞争法案》（Act to Strengthen Competition in SHI（2007），*GKV-Wettbewerbstärkungsgesetz*），提出建立法定健康保险全国统一费率，扩大给付项目，在私人健康保险中引入"基础费率"以保护低收入群体等提升医疗保障公平性和保障性的措施（罗伯特，帕奎特，俞宙明，等，2009）。2009 年，新的联合政府由联盟党和自民党组成，联合政府于 2010 年颁布的系列卫生保健改革法案（《法定健康保险筹资法案》（SHI Financing Act, *GKV-Finanzierungsgesetz*）、《法定健康保险改革法案》（SHI Reform Act *GKV-Änderungsgesetz*））尽管并未真正触及德国法定健康保险计划，但仍有相当一部分条款用于加强私立健康保险在德国医疗保障制度中的作用（Busse R，Blümel M，2014）。

在经济发展方面，在社会市场经济模式的主导下，德国创造了出色的经济成就。1950—1970 年，德国国内生产总值在 20 年间增长了约 2.6 倍（郭吴新，洪文达，池元吉，等，1989），使得德国一跃成为世界经济强国；之后，尽管经济发展速度有所减缓，德国经济总量一直占据世界前列，是欧洲四大经济体之一。2015 年，德国国内生产总值约 3.38 万亿美元，位居世界第四①；人均国内生产总值 41323.9 美元，位居世界第二十四②。正如王涌（2016）所述，"独特的经济道路自然引发这独特的社会变化"，德国现代社会保障制度的建立与发展同样也得益于德国独特的经济发展模式和较高的经济发展水平。

在政治、经济因素之外，社会制度的形成发展在很大程度上取决于其与社会文化的融入程度。"Rimilinger 认为，德国俾斯麦社会保险政策是受 19 世纪德国微弱的自由主义和坚强的'父权社会思想'和'基督教社会伦理'所激发"（毕天云，2004）。这在一定程度上解释了德国率先建立社会保险制度的原因，即俾斯麦政府借此来维护其家长制的统治权力。但之后"俾斯麦社会保险体系"得以延续，说明了德国根深而蒂固的带有父权社会思想的保守主义文化特点。除此之外，德国有着悠久的基督教传统，基督教伦理思想也成为德国社会文化的一部分，如尊重人的自由与尊严、强调社会公平和遵从社会秩序（姚燕，2008）。也正是受这种价值理念的影响，德国建立了完善的社会保障体系，强调保障社会公民的基本权利、

---

① 依据世界银行数据库 http：//data. worldbank. org/ 的排名情况。
② 依据世界银行数据库 http：//data. worldbank. org/ 的排名情况。

强调团结互助和秩序性。

诚然，政治体制、经济发展和社会文化相互融合形成德国所特有的社会环境，概括如下：1. 联邦制国家，联邦各州自主管理地方社会事务。2. 多党制国家，通过议会共和制确定执政党，多是联合执政。不同党派执政期间由于政策主张不同致使社会政策不断调整，但由于基民盟和社民党的党派地位难以撼动，政策改革是渐进的、微调的。3. 社会市场经济理论思想根深蒂固、深入人心，是社会政策的根基。4. 高收入国家。5. 社会以人权、民主、公正为道德准绳，尊重人的自由与尊严，倡导社会公平正义。6. 保守主义文化色彩下，对既成规则的自觉遵从。德国医疗保健制度构建正是植根于这样的社会环境下，因而也体现出国家主导、社会互助、社会自治和福利保障的特点。在下文的叙述中我们对此会有更深刻的理解。

二、德国医疗保障制度安排：法定健康保险制度

如前所述，学术界普遍将德国视为社会医疗保险国家的典范，而德国的医疗保障模式也被称为社会医疗保险模式。社会医疗保险在德国现代医疗保障制度中的地位由此可见一斑。德国社会医疗保险的建立最早可以追溯到1883年。1883年6月15日，在宰相俾斯麦的主导下德国颁布《疾病保险法案》（Sikeness Insurance Act），建立起针对特定行业雇员的健康保险体系。该制度通过立法的形式强制要求某些行业中收入低于一定水平的雇员参加，依据个人收入水平确定缴纳保费水平，并由雇员和雇主共同缴费形成疾病基金，当参保个体生病后由疾病基金补偿医疗费用。该制度体现了社会医疗保险强制性、互济性和补偿性的特征，是现代社会医疗保险制度诞生的标志，也是德国法定健康保险（Statutory Health Insurance

(SHI)，gesetzlichen Krankenversicherung（GKV））制度的雏形。

从 1883 年至今，经过 100 多年的发展，德国 SHI 制度不断得以完善。制度的基本特征表现在：

第一，强制性。即强制要求年收入在一定标准下（该标准逐年变化，2015 年的标准为年收入 54，900 欧元的公民或常住居民投保参加（Mossialos E，Wenzl M，Osborn R，et al，2015）），同时其供养的家属自动免费被保。年收入超出上述标准的个体可自主决定参加 SHI 或是选择购买私人健康保险（Private Health Insurance（PHI），privaten Krankenversicherung（PKV））。

第二，社会自治。即 SHI 是由非营利的、非政府的、自主管理的健康保险基金（health insurance funds，过去也称疾病基金（sickness funds））负责提供。非营利性、非政府性，体现为健康保险基金是具有公法人地位的准公共机构。自主管理性，则体现为健康保险基金的筹资者（雇员和雇主）共同组成管理委员会负责健康保险基金相关政策的制定，并选举成员组成执行委员会负责健康保险基金的日常工作开展。

第三，多元化。即 SHI 由多家健康保险基金共同提供。各健康保险基金分属七大类型：普通地方健康保险基金（general local health insurance funds，Allgemeine Ortskrankenkassen（AOK））、供替代选择的健康保险基金（alternative health insurance funds，Ersatzkassen）、公司健康保险基金（company health insurance funds，Betriebskrankenkassen（BKK））；行业健康保险基金（guild health insurance funds，Innungskrankenkassen（IKK））；农民健康保险基金（agricultural health insurance funds，Landwirtschaftliche Krankenkassen）；矿工和海员健康基金（Sickness Fund for Miners and Seamen，Knappschaft）。近年来，由于健康保险基金之间的激烈竞争，许多规模较小的健康保险基金进行合并，健康保险基金的数量大幅度减少，从 1995 年的 960 家锐减到 2014 年的 131 家（详见表 4-1）。从机构数量来

看，以公司健康保险基金的数量最多，其次是普通地方健康保险基金；而从基金覆盖人口数来看（详见表4-2），以供替代选择的健康保险基金覆盖人口数最多，其次是普通地方健康保险基金、公司健康保险基金。以2011年为例，供替代选择的健康保险基金覆盖37.2%的SHI参保者，普通地方健康保险基金覆盖36.4%的SHI参保者，公司健康保险基金覆盖16.33%的SHI参保者。

第四，费率统一。即对于所有参保人员依据其收入水平确定统一的费率。"统一性"一方面体现在，参保人缴费多少与收入水平相关，而与疾病风险大小无关；另一方面体现在，各健康保险基金的费率保持一致。2007年，《加强法定健康保险改革法案》提出，自2009年起，SHI实行联邦统一费率。2011年，《SHI筹资法案》则进一步明确提出，由联邦立法确定统一的费率，同时允许各健康保险基金在统一费率基础上可以依据自身收支情况追加一定额度的缴费（Busse & Blümel, 2014）。2011—2014年，法定的费率标准为工资总额的15.5%，疾病基金平均的追加缴费额度为0欧元①。2015年，依据2014年通过的改革法案《法定医疗保险筹资结构和质量提升改革法案》（Act concerning the Further Development of Financial Structures and Quality in Statutory Health Insurance, GKV-Finanzstruktur-und Qualitäts-Weiterentwick-lungsgesetz）），SHI费率包括法定的统一费率和各健康保险基金自主确定的追加费率两部分，其中法定费率为个人工资总额的14.6%，追加费率因健康保险基金而不同，费率区间为0%-1.3%，平均为0.9%（GKV-Spitzenverband, 2015）。

第五，雇主和雇员共同缴费。2005年7月以前，SHI筹资一直是由雇员和雇主均等共担，即雇员和雇主分别承担一半的费率（Busse & Blümel, 2014）。2005年7月起，雇员被要求在SHI筹资中承担更多的责任，具体

---

① 参考德国联邦健康保险基金协会网 https://www.gkv-spitzenverband.de/english/statutory_ health_ insurance/statutory_ health_ insurance.jsp 资料

表 4 - 1　各类型法定健康保险基金机构数量（1995—2014 年）

	1995 年	2000 年	2005 年	2010 年	2011 年	2012 年	2013 年	2014 年
普通地方健康保险基金	92	17	17	14	12	11	11	11
公司健康保险基金	690	337	317	127	120	112	109	106
行业健康保险基金	140	32	25	8	7	6	6	6
供替代选择的健康保险基金	15	12	19	6	6	6	6	6
农民健康保险基金	21	20	9	9	9	9	1	1
矿工和海员健康保险基金	2	2	4	1	1	1	1	1
合计	960	420	391	165	155	145	134	131

数据来源：德国联邦卫生监测信息系统，http：//www.gbe-bund.de.

表 4 - 2　各类型法定健康保险基金覆盖人口情况（1995—2011 年）

	1995 年		1999 年		2003 年		2007 年		2011 年	
	覆盖人数（千人）	占比（%）	覆盖人数（千人）	占比（%）	覆盖人数（千人）	占比（%）	覆盖人数（千人）	占比（%）	覆盖人数（千人）	占比（%）
普通地方健康保险基金	32763	45.4	30635	42.2	29754	41.1	27561	38.4	25430	36.4
公司健康保险基金	7413	10.3	9116	12.6	13213	18.2	13936	19.4	11401	16.3

续表

	1995 年		1999 年		2003 年		2007 年		2011 年	
	覆盖人数（千人）	占比（%）	覆盖人数（千人）	占比（%）	覆盖人数（千人）	占比（%）	覆盖人数（千人）	占比（%）	覆盖人数（千人）	占比（%）
行业健康保险基金	4281	5.9	4877	6.7	4419	6.1	5998	8.4	4508	6.5
供替代选择的健康保险基金	24768	34.3	25215	34.8	22439	31.0	21935	30.5	25983	37.2
农业健康保险基金	1298	1.8	1228	1.7	1164	1.6	928	1.3	808	1.2
矿工和海员健康保险基金	1633	2.3	1499	2.1	1477	2.0	1513	2.1	1707	2.4
合计	72156	100.0	72570	100.0	72466	100.0	71871	100.0	69837	100.0

数据来源：德国联邦卫生监测信息系统，http://www.gbe-bund.de.

体现在：2005 年 7 月至 2014 年底，雇员比雇主多承担费率的 0.9%，即 SHI 费率的 53% 由雇员承担，47% 由雇主承担；2015 年，雇员在和雇主均等共担 SHI 费率的基础上，再承担一定的追加费率（GKV-Spitzenverband，2015）。

第六，提供包括实物支付和现金支付形式的健康保障。依据《社会法典 V》的相关规定，实物支付是 SHI 提供保险利益的主要形式，支付内容涵盖必要的医疗措施和预防服务。其中，必要的医疗措施包括门诊和住院服务、医师服务、精神卫生服务、牙科服务、眼科服务、物理治疗、处方药提供、康复、临终关怀服务等；预防服务措施包括定期牙齿检查、儿童体检、基础免疫、慢性病检查和特定年龄人群癌症筛检。实物支付的基本机制是共付制（copayments），即参保人（18 岁以下除外）根据服务内容需要承担一定的费用额度。除实物支付外，SHI 为参保者提供疾病津贴形式的现金支付。参保者因疾病无法工作并且丧失收入时，可以从生病起第七周开始在其参加的健康保险基金获取疾病津贴。

SHI 的法律强制性决定了其在德国健康保险制度中的主体地位，德国大多数人口必须参加 SHI，SHI 人口覆盖率接近 90%，SHI 筹资占卫生总费用的比重接近 60%（如表 4 – 3 所示）。因此，可以认为，SHI 是德国医疗体制的核心，德国主要是通过法定的社会健康保险制度为社会成员提供健康保障，而相关卫生工作的开展也必定与 SHI 紧密相关。

表 4 - 3　SHI 覆盖人口数、基金收支情况（1995—2015 年）

	1995 年	2000 年	2005 年	2010 年	2011 年	2012 年	2013 年	2014 年	2015 年
覆盖人口数（人）	71886406	71252927	70477283	69767395	69609742	69716066	69854922	70323785	70737497
覆盖人口占总人口比重（%）	88.2	86.7	85.4	85.3	85.2	86.8	86.8	87.1	87.1
年度基金收入（€ billion）	—	133.8	145.7	175.6	183.8	189.7	195.9	204.2	—
年度基金支出（€ billion）	—	133.7	143.8	176.0	179.6	184.3	194.5	205.5	—
占卫生总费用比重（%）	—	56.9	56.8	57.6	57.3	56.9	57.7	58.5	—
占 GDP 的比重（%）	—	5.8	6.0	6.5	6.3	6.3	6.5	6.6	

数据来源：德国联邦卫生监测信息系统，http://www.gbe-bund.de.

三、政府对医院的投入机制

（一）德国医疗保健体制运行的组织结构

作为联邦议会共和制国家，德国政治体制的基本特征是，联邦政府、州政府和依法成立的社会组织拥有共同决策权。这也从根本上决定了德国医疗保健体制运行的组织结构，即医疗保健体制的决策权由政府（联邦政府、州政府）和社会（社会组织）共享，政府通常授权给社会组织，使其作为医疗服务的直接利益相关者，扮演着更加重要的角色。具体来说，联邦政府、州政府和社会组织之间的分工协作关系是：

1. 联邦政府层面

联邦议院、联邦参议院和联邦卫生部是医疗事务的主要参与者。联邦议院和联邦参议院作为德国最高立法机构，参与医疗事务管理的主要方式是，制定和修订相关法律作为国家医疗卫生政策的基本依据。其中，以《社会法典》（the Social Code Book，SGB）为德国社会保障制度最基本也是最重要的法律基础，法典第五部分（SGB V）就医疗保障制度进行说明，提出了建立法定医疗保险体系的规范框架[1]。值得指出的是，依据德国宪法（《德意志联邦共和国基本法》）的相关规定，健康并不属于联邦独立立法的范围，通常与健康相关的特定主题，如社会福利、公共安全、电离辐射防护、医师及其他卫生技术人员资格认证、部分环境政策等，属于联邦和州共同立法的范围，但联邦法律条例的权限要高于州法律。

联邦卫生部（the Federal Ministry of Health）是联邦政府直接负责管理卫生相关工作的部门。联邦卫生部的官方网站这样来界定其职责，"联邦

---

① 参考德国社会法典网站 http://www.sozialgesetzbuch-sgb.de/sgbv/1.html 资料。

卫生部的职权涉及多种多样的政策领域，而其工作中心主要是起草议案、管理条例和行政规章""联邦卫生部致力之事务可被浓缩为三大领域：健康、预防和长期照护""'健康'领域最为核心的任务是提升法定健康保险的有效性"①。由此可以认为，其一，联邦卫生部作为直接负责卫生相关工作的最高政府部门，主要是通过法规、条例和行政规章等来"规制"卫生工作的开展；其二，德国医疗保障制度的典型特征是建立形成了法定健康保险制度（Statutory health insurance，SHI），联邦卫生部对医疗事务的管理正是围绕 SHI 展开。联邦卫生部内设的六个分部门中，Directorate-General 2 具体负责医疗事务管理，包括医疗服务提供和医疗保险。此外，联邦卫生部有若干附属机构以协助其完成包括卫生许可、服务监管、科技咨询、信息服务等工作（Busse & Blümel，2014）。

除联邦议院、联邦参议院和联邦卫生部外，参与医疗事务管理相关的联邦行政机构还有：联邦财政监管局（Federal Financial Supervisory Authority），主要负责对私营商业健康保险的监督管理；联邦保险局（Federal Insurance Authority），作为法定健康保险计划的管理者，负责对法定健康保险基金行为的监管，同时管理中央再分配基金、风险调整方案和规范治疗项目。

2. 州政府层面

德国作为联邦制国家，16 个州具有一定的独立性，首先体现在各州有州立法机构，在国家宪法的范畴下自主制定各州宪法。如前所述，依据德国宪法（《德意志联邦共和国基本法》）的相关规定，与健康相关的特定主题，如社会福利、社会保险、医师及其他卫生技术人员的资格认证、辐射防护、药品流通、传染病防治、医院经济保障、病患照护、器官移植、环境保护等，属于联邦和州共同立法的范围；除此之外在《基本法》中未提及的其他健康相关事项，各州有立法权。"独立性"的另一方面，即由

① 参考德国联邦卫生部网站 http：∥www. bmg. bund. de∥en. html 资料。

各州政府具体管理州经济社会事务。其中就卫生工作而言，各州普遍的做法是，未单独设置卫生管理部门，而是将卫生工作或者并入劳工与社会福利部，或是并入家庭和青年事务部、环境部、消费者权益保护部。这些相关部门通常将"卫生"细化为 4 - 5 个小单元，如公共卫生、健康促进、医院、职业安全等。

因此，"联邦制"的国家结构决定了德国各州对卫生工作开展有较大的自主权。其中，各州对医疗服务管理主要包括，第一，负责对医院基础设施的投入与管理。根据 1972 年颁布的《医院筹资法案》（the Hospital Financing Act），由州政府依据医院需求计划负责医院的基础建设投入，包括建筑设施和大型医疗技术的引入（Lungen & Lapsley, 2003）。第二，负责医疗服务执业人员资格认定及执业监管。第三，负责监管地区医师组织、地区 SHI 合同医师协会，以及 SHI 基金会在各州的具体运行过程。

3. 社会组织层面

社会市场经济理论对德国现代社会保障制度的形成产生了巨大影响，影响之一即体现在强调社会保障的具体运行应以"社会自治"为原则。因此，在德国社会保障制度不断发展完善的进程中，"社会自治"始终是其极为鲜明的特征，医疗保障制度亦是如此。

首先，由于德国的医疗卫生体制以法定健康保险（SHI）为核心，因而与法定健康保险相关的社会成员组成的社会组织，包括法定健康保险体系中服务的提供者和购买者社会组织，成为德国医疗保障制度"社会自治"责任的主要承担者。

其中，法定健康保险体系中的服务提供者，是指通过法定健康保险认可，为法定健康保险覆盖人群提供医疗服务的执业医师（包括普通执业医师、口腔医师、心理医师）和医院，即 SHI 合同医师或 SHI 合同医院。普通执业医师组成地区 SHI 合同医师协会和全国 SHI 合同医师协会（the National Association of Statutory Health Insurance Physicians （NASHIP）, Kassen？rztlichen Bundesvereinigung（KBV））（自 1999 年德国心理治疗法案的颁布，心理医师也获准成为地区 SHI 合同医师协会的成员），牙科医师组成了地区 SHI 合同口腔医师协会和全国 SHI 合同牙科医师协会（the National Association of Statutory Health Insurance Dentists，KZBV）。各医师协会是具有公法人地位的准公共机构，实行自主管理，代表医师团体与联邦政府或州政府共同进行医疗服务相关政策的制定，以维护医师的合法权益①。各医院组成的最高级别团体组织，即德国医院联合会（the German Hospital Federation，Deutsche Krankenhausgesellschaft（DKG）），由 16 家州医院协会和 12 家不同类型医院协会（如公立地区医院协会、私立营利性医院协会等）共同组成。与医师协会的基本属性不同，DKG 是私立非营利性组织，并不具有公法人地位，但正在被赋予越来越多的参与决策权而负责协调医院与联邦政府及其他资金持有者之间的关系②。

法定健康保险体系中医疗服务的购买者主要是指法定健康保险基金的持有者，即各法定健康保险基金。法定健康保险基金也是具有公法人地位的准公共机构，依法向成员强制性收缴医疗保险费并负责医疗保险费用的管理。基金会实行自治，设有管理委员会和执行委员会，管理委员会负责疾病基金会章程的制定和预算审议，并推选成员组成执行委员会，由执行委员会负责基金会的日常事务管理。依据 2007 年《加强法定健康保险改革法案》，全国法定健康保险基金协会（National Association of Statutory Health Insurance Funds；GKV-Spitzenverband）于 2008 年 7 月 1 日成立，并作为各健康保险基金的统一代表，负责协商门诊医疗和住院医疗支付方案的合同条款。

其次，德国法定保险体系中的部分社会组织，如：劳工补偿基金会（针对私营企业员工）、意外伤害基金会（针对公共部门员工）、养老保险

---

① 参考德国国家 SHI 合同医师协会网站 http：∥www. kbv. de/html/about_ us. php 资料。

② 参考德国医院联合会网站 http：∥www. dkgev. de/dkg. php/cat/257/aid/10696 资料。

基金会和长期照护基金会，也作为社会自治机构负责法定保险体系中与医疗服务相关保障措施的管理。

　　此外，在法定健康保险体系外，依法成立的卫生专业技术人员社团也是"社会自治"责任的承担者。根据法律规定，包括普通执业医师、口腔医师、心理医师、药剂师等在内的卫生专业技术人员，必须加入州相关专业技术人员社团。该类社团是具有公法人地位的准公共机构，受州法律的规制，主要负责二级培训、资格认证、继续教育和职业道德标准的制定，并代表各自成员协调与政策制定者之间的关系。各州专业技术人员社团组成了联邦专业技术人员社团，如联邦医师社团（也被称为德国联邦医学会），负责相关事务在联邦层面的协调管理。护士、助产士和物理治疗师并没有加入卫生专业技术人员社团，而是自愿形成其他团体组织。其中，护士团体组织联合形成德国护理委员会（the German Nursing Council），依法参与法定医疗保险关于护理服务的决策过程。

　　除上述具有公法人地位的社会组织之外，众多自发形成的志愿组织也是德国医疗保障制度组织架构中的一分子。包括由 150 多家医学科学组织组成的医学科学学会联盟（the Alliance of Scientific Medical Societies）；志愿性的医师组织，如德国家庭医师协会（the German Association of Family Physicians）、德国心理学家协会（the Association of German Psychologists）、哈特曼联盟（the Hartmann Union）、马尔堡联盟（the Marburg Union）、德国护理协会（the German Nursing Association）、德国基督教护士协会和护理组织联盟（the Alliance of Christian Nurses' Associations and Nursing Organizations in Germany）等；志愿性的提供者组织，如德国志愿福利组织联盟（the Federal Alliance of Voluntary Welfare Organizations），由 6 家非营利性福利组织组成，即劳工福利组织（the Workers' Welfare Organization）、德国红十字会（the German RedCross）、天主教德国博爱组织（the Catholic organization known as the German Caritas Association）、新教福利组织协会（the

Association of Protestant Welfare Organizations）、犹太人福利组织（the Central Welfare Organization for Jews in Germany）、独立志愿者福利组织协会（the Association of Independent Voluntary Welfare Organizations）；志愿性的购买者组织，如由49家主要的私立医疗保险公司组成私立医疗保险公司协会（the Association of Private Health Insurance Companies）、联邦残疾人支持联盟（the Federal Alliance for the Support of the Disabled）、德国残疾人委员会（the German Disability Council）。这些组织代表组织成员参与或干涉医疗卫生政策的制定，致力于维护组织成员的基本权益。

上述多种多样的社会团体组织成为德国现代医疗保障制度"社会自治"责任的共同承担者。各社会团体或者代表医疗服务提供者的权益，或者代表医疗服务购买者的权益，通过"联合自治（joint self-government）"的方式共同参与医疗卫生决策。在联合自治制度下，社团组织之间可以直接进行协商，也可以以平等代表权方式组成共同决策委员会。在2004年之前，联邦层面的联合自治委员会包括1923年成立的联邦执业医师与疾病基金会委员会（the Federal Committee of Physicians and Sickness Funds），是门诊医疗服务提供者权益的决策机构；2000年成立的医院服务委员会（the Committee for Hospital Care），由健康基金会和德国医院联盟的代表组成，是保障医院服务质量及决定医疗保险除外责任范围的机构；统筹委员会（the coordinating committee），负责协调门诊医疗服务与医院服务。2004年《法定健康保险现代化法案》生效，联邦执业医师与疾病基金会委员会、医院服务委员会以及统筹委员会合并组成联邦联合委员会（the Federal Joint Committee，Gemeinsamer Bundesausschuss（G-BA）），成为法定健康保险体系中最高联合自治机构。

根据德国《社会法典》的规定，联邦联合委员会可参与几乎所有卫生保健服务的决策，以确定法定医疗保险的保障范围，以及确保SHI所覆盖服务的充足性、适当性和有效性（G-BA，2014）。联邦联合委员会下设9

个附属委员会，最高决策机构为全体代表大会（the Plenary Group），由 3 名全职的中立代表、5 名联邦 SHI 基金协会代表、5 名服务提供者代表（2

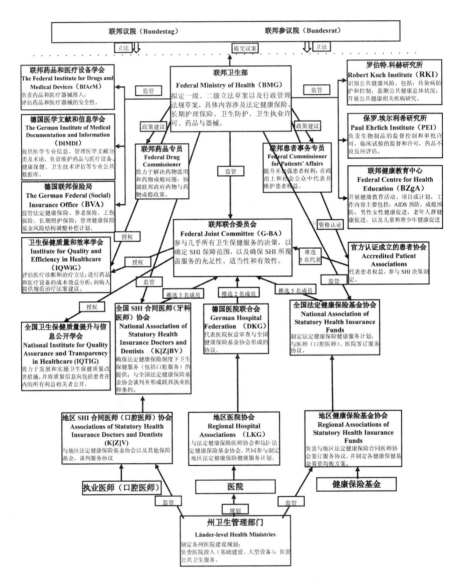

图 4 - 1　德国医疗保健体制组织结构图

资料来源：Federal Ministry of Health（Bundesministerium für Gesundheit）

名来自全国 SHI 合同医师协会，2 名来自德国医院联合会，1 名来自全国 SHI 合同口腔医师协会）、5 名正式患者组织的代表（只有决策参与权，而没有投票权）组成，负责审议通过各附属委员会的提案。联邦委员会通过的决议和指令需提交联邦卫生部审议，受联邦卫生部的监管（G-BA，2015）。

（二）政府投入资金的来源

如图 4－2 所示，2014 年，德国经常性卫生总费用（current expenditure on health）为 3217. 20 亿欧元，其中政府财政筹资 213. 63 亿欧元，占比 6.6%；强制保险筹资 2509. 12 亿欧元，占比 78.0%；私人健康保险筹资 47. 61 亿欧元，占比 1.5%；非营利性机构筹资 14. 67 亿欧元，占比 0.5%；雇主筹资 14. 89 亿欧元，占比 0.5%；个人现金付费筹资 417. 18 亿欧元，占比 13.0%。显然，德国卫生总费用的筹集主要依赖法定健康保险。

在既定的卫生筹资结构下，SHI 基金支出也是医院收入的主体。如表 4－4 所示，2014 年，德国医院总费用为 859. 24 亿欧元，其中财政投入 34. 97 亿欧元，占医院总费用的 4.1%，SHI 基金支出 789. 64 亿欧元，占医院总费用的 91. 90%。1992—2014 年，政府对医院财政投入规模逐年增加，但占医院总费用的比重则不断降低；SHI 基金对医院支出规模不断增加，占医院总费用的比重也不断增加。

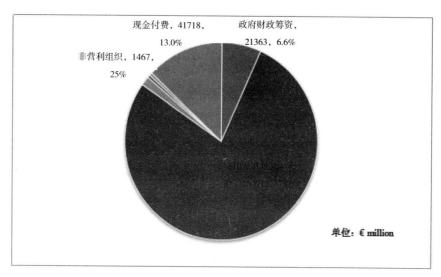

图 4-2 德国卫生总费用筹资结构（2014 年）

表 4-4 德国医院的政府筹资规模（1992—2014 年）

年份	医院总费用（€ million）	其中：财政投入		其中：SHI 及其他社会保险基金支出①	
		投入水平（€ million）	占医院总费用的比重（%）	投入水平（€ million）	占医院总费用的比重（%）
1992	42636	2054	4.8	36446	85.5
1993	45481	2256	5.0	38766	85.2
1994	49071	2340	4.8	42000	85.6
1995	50956	2289	4.5	43639	85.6
1996	51404	2380	4.6	44172	85.9
1997	53159	2486	4.7	45352	85.3
1998	54865	2636	4.8	46622	85.0
1999	55271	2597	4.7	46879	84.8

---

① 该指标即 OECD 卫生费用核算体系（SHA 2011）中 "HF1.2.1 social health insurance schemes"。需要指出的是，根据 SHA2011 的指标解释，该指标还包括其他社会保险基金支出。由于"其他社会保险基金"卫生筹资额度非常有限，该指标主要反映了社会健康保险基金的支出水平。

年份	医院总费用 （€ million）	其中：财政投入		其中：SHI 及其他社会 保险基金支出	
		投入水平 （€ million）	占医院总费用的比重（%）	投入水平 （€ million）	占医院总费用的比重（%）
2000	56221	2630	4.7	47448	84.4
2001	56848	2715	4.8	47852	84.2
2002	58456	2792	4.8	49124	84.0
2003	59004	2783	4.7	49614	84.1
2004	60538	2810	4.6	50657	83.7
2005	62052	2694	4.3	52113	84.0
2006	63868	2692	4.2	53724	84.1
2007	64683	2709	4.2	54297	83.9
2008	66976	2763	4.1	56184	83.9
2009	71233	2815	4.0	65127	91.4
2010	74573	2937	3.9	68210	91.5
2011	76995	3043	4.0	70448	91.5
2012	78930	3046	3.9	72322	91.6
2013	82389	3240	3.9	75636	91.8
2014	85924	3497	4.1	78964	91.9

数据来源：德国联邦卫生监测信息系统 http：//www. gbe-bund. de。

（三）政府投入资金的分配和使用

德国 1972 年颁布的《医院筹资法案》（the Hospital Financing Act, Krankenhausfinanzierungsgesetz（KHG））确定了医院的"双重筹资"机制，即医院通过两种不同的途径筹措资金，联邦各州负责医院基础设施的投入，健康保险基金和一定程度的个人现金付费共同承担医院的运行成本。之后，尽管由于部分地区财政对医院投入的长期不足，一度使得改革医院"双重筹资"机制为单纯依靠健康保险基金筹资的方案被推上政策议程

（Rürup et al，2008），但最终由于部分州（尤其是巴伐利亚州和巴登符腾堡州）的反对，医院"双重筹资"机制得以延续下来（B？hm，2009）。

1. 财政投入机制

如前所述，德国"联邦制"的国家结构决定了联邦各州具有的一定的独立性，各州具有一定的立法权并自主管理经济社会事务，其中，州政府管理卫生工作的重要内容之一是对住院服务的规划和管理。根据《医院筹资法案》，州政府负责制定地区医院计划（the regional hospital plan，Krankenhausplan），按需要确定地区医院（不包括大学附属医院）的数量，并明确每家医院的专业科室设置及相应的床位数，并依据计划为医院基础设施提供资金。因此，地区医院计划也成为州政府对医院投入的基本依据，仅有被列入地区医院计划的医院才有资格获得州财政对其基础设施的投入（Hess，2005）。基于该原则，所有公立、私立非营利性或私立营利性医院均可申请州政府财政拨款（Rechel et al，2009）。医院房屋建设、维修及医疗设备购置、维护都属于州财政投入的范围，投入的基本方式包括两种：第一，州财政每年给予被列入地区医院计划的医院用于购置小型资产和设施维护的定额拨款；第二，大型资产财政投入需要医院进行申请，并具体分为医院建设（新建、改建和扩建）、其他大型设备的初次购置或更换（DKG，2015）。其中，各州对医院定额拨款额度的确定以医院规模（床位）作为主要依据。2008 年，北莱茵—威斯特法伦州提出依据医院绩效确定财政对各家医院的定额拨款额度的做法，并得到联邦政府认可（Gerlinger，2010）。2009 年，联邦政府颁布《医院筹资改革法案》（Hospital Financing Reform Act（2009），Krankenhausfinanzierungsreformgeset-zes（KHRG）），建议各州对医院的财政补助实行基于绩效的总额拨付（Halbe，2010）。

《医院筹资法案》仅为联邦各州对医院的规划和投入提供了基本框架，各州的具体实践情况并不相同。Klenk & Reiter（2015）指出，部分地区，尤其是相对贫困的州采取了医院费用控制策略，主要是对医院给予一次性定额补助；而相对富裕的地区则坚持通过相对充足的财政投入来维持对州政府对医院发展的主导地位。表4-5显示了2014年德国联邦各州对医院的财政投入情况，投入总额较高的是巴伐利亚州、北莱茵—威斯特法伦州和巴登-符腾堡州，各州定额投入和申请投入占财政投入总额的比重各不相同，按病床定额投入费用也各不相同，勃兰登堡州从2013年起财政投资计划均用于医院的个例申请。

联邦政府不直接参与医院筹资，但一般通过补充性拨款的方式对部分地区予以特别补助。如1995—2014年，联邦财政对德国各州每年转移支付7亿马克用于地区医院发展，其中柏林市6830万马克，勃兰登堡州11000万马克，梅克伦堡-前波莫瑞州8210万马克，萨克森州20440万马克，萨克森-安哈特州12310万马克，图林根州11210万马克（DKG，2015）。此外，大学附属医院建设属于大学基础设施建设范畴，也由联邦政府和州政府共同负担（DKG，2015）。

需要说明的一点是，尽管政府财政投入是医院"双重筹资"机制之一，但从投入规模来看，如表4-4所示，其对医院的筹资贡献并不大。

2. 法定健康保险（SHI）基金支出

法定健康保险（SHI）在德国医疗体制中的核心地位，决定了其是德国医院的重要筹资来源。SHI对医院的筹资机制，其实就是SHI作为付款方，在被保险人在医院获得医疗服务后，向医院支付被保险人医疗费用的方式。

1993年以前，SHI对医院的支付方式是按日（per-diem）付费，即按照预先确定的住院床日费用标准支付被保险人住院期间每日的费用。由于SHI基金医院支出费用的快速增长（1993年，SHI基金对住院服务机构支出费用总额为605.87亿马克，比1970年（62.51亿马克）增加了870%（Oswald，1997）），1993年，德国颁布的《卫生保健结构法案》（the Health

表 4-5　联邦各州对医院的财政投入情况 (2014 年)

	投入总额	定额投入		申请投入		按病床定额投入费用
	€ million	€ million	占比%	€ million	占比%	€
巴登—符腾堡州	410.00	160.00	39.02	250.00	60.98	2828
巴伐利亚州	500.00	202.00	40.40	298.00	59.60	2661
柏林市	106.49	40.00	37.56	66.49	62.44	1998
勃兰登堡州	104.80	0.00	0.00	104.80	100.00	0
不莱梅市	38.56	17.12	44.40	21.44	55.60	3333
汉堡市	137.45	31.00	22.55	106.45	77.45	2546
黑森州	241.50	96.00	39.75	145.50	60.25	2657
梅克伦堡—前波莫瑞州	55.84	22.84	40.90	33.00	59.10	2189
下萨克森州	258.89	119.35	46.10	139.54	53.90	2826
北莱茵—威斯特法伦州	492.30	293.00	59.52	199.30	40.48	2436
莱茵兰—普法尔茨州	119.80	51.20	42.74	68.60	57.26	2013
萨尔州	28.55	13.97	48.93	14.58	51.07	2163
萨克森州	101.00	46.00	45.54	55.00	54.46	1766
萨克森—安哈特州	47.87	20.00	41.78	27.87	58.22	1232
石勒苏益格—荷尔斯泰因州	90.13	40.83	45.30	49.30	54.70	2527
图林根州	50.00	16.50	33.00	33.50	67.00	1020

数据来源：Bestandsaufnahme zur Krankenhausplanung und Investitionsfinanzierung in den Bundesländern (2015)

Care Structure Act, Gesundheitsstrukturgesetz（GSG）） 提出建立对医院的部分预付费制度，要求自 1996 年起对医院部分患者施行按病种付费（case fees） 即自 1996 年起，SHI 对医院实施的是按床日付费和按病种付费相结合的混合支付方式。之后，由于按病种付费仅局限于部分特定疾病而难以向其他复杂病例推广，2000 年，德国颁布的《法定健康保险改革法案》（the Reform Act of Statutory Health Insurance） 中进一步要求各自治机构（德国医院联合会、法定健康保险基金协会和私人健康保险公司协会） 选择一种通用的、基于绩效的、预付的、按病种的、综合考虑疾病的临床严重程度的患者医院费用支付方式，即构建形成德国按疾病诊断相关组分类支付体系（G-DRG system）。根据该法案要求，DRGs 覆盖除固定成本之外的所有治疗、护理、药品、器械和食宿等医院费用，适用于除精神病院外的所有医院，并通过逐步推进的方式实施改革。因此，自 2000 年以来，德国 SHI 对医院的支付方式开始逐步向 DRGs 过渡。

G-DRG 支付体系建立的基本思想是，根据住院患者出院资料中主要诊断、其他诊断、临床干预、病人基本特征（性别、年龄、新生儿体重）、出院原因（如死亡）、住院天数等信息，以德国修正版的国际疾病分类代码（ICD-10-GM） 和德国医学流程分类编码（OPS） 为依据，先将患者分为若干个主要诊断组（MDC）（具体为 1 个前期分类 MDC 和 23 个 MDC），再按照临床治疗和资源利用相近原则将患者进一步分为若干诊断相关组（DRGs），每一 DRG 确定定额支付标准（成本权重 * 基准费率）。

德国医院联合会、法定健康保险基金协会和私人健康保险公司协会共同组建德国医院支付系统研究中心（Institute for thePayment system in Hospitals；InEK），由其具体负责 G-DRG 系统的开发和定期更新。InEK 的具体工作是：（1） 数据收集。InEK 以前两年的医院数据作为 G-DRG 目录制定和更新的测算依据。每一所医院需定期向 InEK 提供本医院的基础性数据（如医院所有制结构、床位数、人员数、总成本等） 和所有出院病人的临床治疗相关数据（如年龄、性别、主要诊断、治疗过程、住院天数等）。除此之外，InEK 确定病例治疗成本的数据是抽样获得，抽样对象的范围是符合 InEK 制定的成本会计制度的医院。（2）确定 G-DRG 目录并定期更新。2016 版的 G-DRG 目录包括 1220 个 DRGs 和 179 个附加费用（GKV，2016）。其中附加费用是针对部分特殊治疗病例确定的额外增加或补充的费用。（3）确定基准费率（base rate，BR）。基准费率是每个住院患者的平均治疗成本。2004 年，即德国要求所有医院实施 DRGs 的第一年，各医院自主确定基准费率，计算方法是某医院 BR = 该医院住院费用预算值 ÷ 该医院病例组合数。2005 年，InEK 首次计算州基准费率（State-wide base rate） + HBR = 该地区住院医疗费用预算总额 ÷ $\sum_{i=1}^{n}$（DRGi 的成本权重 × 上一年该 DRG 的病例数），并将之作为各州医院基准利率的标杆。2009 年，SHI 对医院费用的支付开始采用州基准费率。2015 年，根据 2009 年颁布的《医院筹资改革法案》全国统一的基准费率替代州基准费率（Quentin W，Geissler A，Scheller-Kreinsen D，et al，2010）。（4）确定 DRGs 的成本权重（cost weight）。某 DRG 成本权重 = 该 DRG 病例例均费用 ÷ 所有住院病例例均费用。成本权重反映了不同 DRG 分组消耗医疗资源的程度，权重值越高，反映该病例组合资源消耗值越高。G-DRG 目录中，多数 DRGs 的成本权重是全国统一的，由 InEK 依据样本医院的成本数据计算得出；少数 DRGs 由于样本量不足或者成本差异过大而难于计算统一的成本权重，具体权重值由医院与健康保险基金协商确定。如 2012 版 G-DRG 目录中，1148 种 DRGs 具有统一的成本权重，40 种 DRGs 的成本权重需要医院与健康保险基金协商确定（Busse R，Blümel M，2014）。DRG 成本权重乘以基准费率即为某 DRG 的定额支付标准。由 DRGs 的成本权重值可计算各医院的病例组合指标（case-mix index，CMI），即 CMI = ∑（某 DRG 成本权重 * 该医院该 DRG 病例数）÷该医院所有病例数。CMI 反映了医院所有住院病人的病情复杂程度，是医院资源消耗的核心指标。医院住院费

用补偿总额 = 医院 CMI × 医院所有病例数 × 州基准费率。（5）在每年更新 G-DRG 系统时，考虑新的检查和治疗方法（NUB）。为确保新技术能及时纳入 G-DRG 系统，InEK 设立新检查和治疗方法（NUB）费用，经核准的 NUB 可以由 SHI 支付费用（GKV，2016）。

正如 Geissler et al（2011）所述，除精神病院外，G-DRG 支付体系适用于全德国所有公立、私立非营利性和私立营利性医院，法定健康保险（SHI）基金以及私立健康保险（PHI）基金主要通过 DRGs 支付方式支付参保者的住院费用。2009 年颁布《医院筹资改革法案》又进一步提出，第一，各自治机构（德国医院联合会、法定健康保险基金和私人健康保险公司）自 2013 年起在精神病院中引入一种类似于 DRGs 的支付方式；第二，自 2012 年起，联邦政府准许联邦各州可以选择放弃医院"双重筹资"机制，建立基于 DRGs 的医院"一元筹资"机制（Halbe B，2010）。G-DRG 支付体系的重要性由此可见一斑，是当前以及未来 SHI 和 PHI 基金对医院的主要支付方式。

此外，为确保 SHI 基金的合理使用，地区 SHI 医疗审查委员会（the regional SHI Medical Review Boards）通过随机抽查方式定期审查医院 DRGs 实施情况。医院会因对病例"过度编码"多获得 SHI 资金的行为而受到处罚，如果证实医院"过度编码"行为是非故意的，则要求医院退还多获得的资金；一旦证实医院存在蓄意"过度编码"行为，则除要求该医院退回因此而多获得的资金外，还要对其处以同等额度的罚款（Busse & Blümel，2014）。

（四）小结

综合以上，如图 4 - 3 所示，德国医院政府投入的基本机制是：

第一，从资金来源来看，德国构建形成了政府对医院的"双重筹资"机制。即根据德国 1972 年颁布的《医院筹资法案》（the Hospital Financing

Act，Krankenhausfinanzierungsgesetz（KHG）），联邦各州负责医院基础设施的投入，健康保险基金主要承担医院的运行成本。尽管由于部分地区财政对医院投入的长期不足，一度使得改革医院"双重筹资"机制为单纯依靠健康保险基金筹资的方案被推上政策议程（Rürup B et al，2008），但最终由于部分州（尤其是巴伐利亚州和巴登符腾堡州）的反对，医院"双重筹资"机制得以延续下来（Böhm，2009）。但从筹资规模来看，法定健康保险基金是医院主要筹资来源。

第二，从投入对象来看，公立、私立非营利性或私立营利性医院都可以获得政府投入资金。一方面，不论公立、私立非营利性或私立营利性医院，只要被纳入地区医院计划，均可申请州财政拨款（Reche et al，2009）。但值得指出的是，由于医院被纳入地区医院计划即意味着其必须接受州政府对医院发展的种种规制，因此，私立营利性医院其实更倾向选择自主投资建设。另一方面，不论公立、私立非营利性或私立营利性医院，只要符合 SHI 对服务提供者的基本要求，并且能与 SHI 基金会就服务提供方式和费用支付等形成共识，都可以成为 SHI 合同医院。

第三，关于医院基础设施建设的投入。各州政府以地区医院计划（the regional hospital plan，Krankenhausplan）为依据，为纳入"计划"的医院提供包括房屋建设、维修及医疗设备购置、维护资金。州财政投入的基本方式主要为两种：其一，州财政每年给予被列入地区医院计划的医院用于购置小型资产和设施维护的定额拨款；其二，大型资产财政投入需要医院进行申请，并具体分为医院建设（新建、改建和扩建）、其他大型设备的初次购置或更换。联邦政府不直接参与医院基础建设筹资，但一般通过补充性拨款的方式对部分地区予以特别资助。

第四，关于医院日常运行经费投入。法定健康保险基金是医院运行经费的主要来源，各健康保险基金会通过合同方式购买医院服务，并基于 G-DRGs 支付医院费用。德国法定健康保险（SHI），由非政府的、非营利的、自主管理的健康保险基金会（health insurance funds，过去也称疾病基金（sickness funds））负责提供。各健康保险基金会，依法向参保者强制性收缴保费，并负责管理保险基金，是德国法定健康保险体系中医疗服务的购买者。2014 年，全德共有 7 大类型共计 131 家健康保险基金会。这些健康保险基金会通过合同方式为参保者购买医院服务，并基于 G-DRGs 支付医院费用。

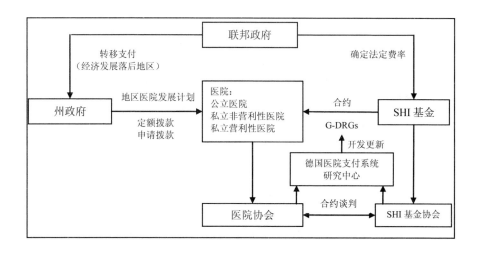

图 4 – 3　德国医院政府投入机制运行结构图

第五，广泛的社会组织参与医疗卫生决策，直接影响法定健康保险基金购买医院服务的实践方式。联邦联合委员会（G-BA）、国家法定健康保险基金协会、德国医院联合会等准公共机构，以及其他志愿性组织，或者代表医疗服务提供者的权益，或者代表医疗服务购买者的权益，通过"联合自治（joint self-government）"的方式共同参与医疗卫生决策。如，联邦联合委员会可参与几乎所有卫生保健服务的决策，以确定法定医疗保险的保障范围，以及确保 SHI 所覆盖服务的充足性、适当性和有效性；国家法定健康保险基金协会作为各健康保险基金的统一代表，负责与地区医院协会协商门诊医疗和住院医疗支付方案的合同条款；德国医院联合会、法定健康保险基金协会和私人健康保险公司协会共同成立德国医院支付系统研究中心（Institute for thePayment system in Hospitals；InEK），负责 G-DRGs 的开发和定期更新。

四、政府投入行为对医院发展的影响

（一）德国医院的数量与结构

通过梳理 1990 年以来德国医院的数量和组成结构，可以观测到如下的发展特征：

第一，医院数量不断减少，千人口急重症病床数量也不断递减。根据德国联邦统计局数据（表 4－6），截至 2015 年底，德国共有 1953 家医院，合计 498006 张病床（急重症病床），每千人口医院床位数（急重症病床）为 6.1 张。1991—2015 年，德国医院的数量逐年减少，从 1991 年的 2411 家减少到 2015 年的 1953 家，平均发展速度为 99.13%；医院急重症病床数也随之减少，从 1991 年 665565 张减少到 2015 年 498006 张，平均发展速度为 98.80%；每千人口医院病床数从 1991 年的 8.29 张减少到 2015 年的 6.06 张，平均发展速度为 98.70%。

表4-6 德国医院的数量及所有制结构（1991—2015年）

年份	*医院数量（个）	*病床数（张）	*千人口病床数（张）	公立医院				私立非营利性医院				私立营利性医院			
				数量（个）	占比%	病床数（张）	占比%	数量（个）	占比%	病床数（张）	占比%	数量（个）	占比%	病床数（张）	占比%
1991	2411	665565	8.3	1110	46.0	—	—	943	39.1	—	—	358	14.9	—	—
1992	2381	646995	8.0	1062	44.6	—	—	950	39.9	—	—	369	15.5	—	—
1993	2354	628658	7.7	1023	43.5	—	—	950	40.4	—	—	381	16.2	—	—
1994	2337	618176	7.6	987	42.2	—	—	949	40.6	—	—	401	17.2	—	—
1995	2325	609123	7.4	972	41.8	—	—	944	40.6	—	—	409	17.6	—	—
1996	2269	593743	7.2	933	41.1	—	—	929	40.9	—	—	407	17.9	—	—
1997	2258	580425	7.1	919	40.7	—	—	919	40.7	—	—	420	18.6	—	—
1998	2263	571629	7.0	890	39.3	—	—	920	40.7	—	—	453	20.0	—	—
1999	2252	565268	6.9	854	37.9	—	—	930	41.3	—	—	468	20.8	—	—
2000	2242	559651	6.8	844	37.6	—	—	912	40.7	—	—	486	21.7	—	—
2001	2240	552680	6.7	825	36.8	—	—	903	40.3	—	—	512	22.9	—	—
2002	2221	547284	6.6	817	36.8	298034	54.5	877	39.5	200635	36.7	527	23.7	48615	8.9
2003	2197	541901	6.6	796	36.2	290625	53.6	856	39.0	197343	36.4	545	24.8	53933	10.0
2004	2166	531333	6.4	780	36.0	280717	52.8	831	38.4	189334	35.6	555	25.6	61282	11.5
2005	2139	523824	6.4	751	35.1	273721	52.3	818	38.2	184752	35.3	570	26.7	65351	12.5

续表

年份	*医院数量（个）	*病床数（张）	*千人口病床数（张）	**公立医院				**私立非营利性医院				**私立营利性医院			
				数量（个）	占比%	病床数（张）	占比%	数量（个）	占比%	病床数（张）	占比%	数量（个）	占比%	病床数（张）	占比%
2006	2104	510767	6.2	717	34.1	260993	51.1	803	38.2	180200	35.3	584	27.8	69574	13.6
2007	2087	506954	6.2	677	32.4	250345	49.4	790	37.9	177632	35.0	620	29.7	78977	15.6
2008	2083	503360	6.1	665	31.9	246423	49.0	781	37.5	177085	35.2	637	30.6	79852	15.9
2009	2084	503341	6.2	648	31.1	244918	48.7	769	36.9	174711	34.7	667	32.0	83712	16.6
2010	2064	502749	6.2	630	30.5	244254	48.6	755	36.6	173457	34.5	679	32.9	85038	16.9
2011	2045	502029	6.3	621	30.4	242769	48.4	746	36.5	172219	34.3	678	33.2	87041	17.3
2012	2017	501475	6.2	601	29.8	240180	47.9	719	35.7	171276	34.2	697	34.6	90019	18.0
2013	1996	500671	6.2	596	29.9	240632	48.1	706	35.4	170086	34.0	694	34.8	89953	18.0
2014	1980	500680	6.2	589	29.8	225156	45.0	696	35.2	169480	33.9	695	35.1	91024	18.2
2015	1953	498006	6.1	—	—	—	—	—	—	—	—	—	—	—	—

数据来源：* 数据来源于德国联邦统计局 https：//www.destatis.de/EN/

** 数据来源于德国医院联合会 http：//www.dkgev.de/

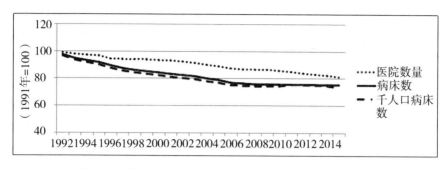

图 4 - 4　德国医院及病床数量发展趋势（1992—2015 年）

数据来源：德国联邦统计局 https：//www. destatis. de/EN/

　　第二，医院私有化趋势明显，私立营利性医院的数量及床位数显著增加。

　　在全德所有医院中，私立医院占有相当大的比重。如表 4 - 6 所示，2014 年，全德共有公立医院 589 家（占比 29. 74%），私立非营利性医院 696 家（占比 35. 15%），私立营利性医院 695 家（35. 10%）；分别拥有 47. 97%、33. 85%、18. 18%的病床（DKG，2016）。从长期数据来看，德国医院"私有化"趋势非常明显。1991—2014 年，德国公立医院数量从 1110 家减少到 589 家，占医院总数的比重从 46. 04%降低到 29. 75%；而私立营利性医院数量从 358 家增加到 695 家，占医院比重从 14. 85%升高到 35. 10%。对此，Schulten（2006）指出，自 20 世纪 90 年代以来，德国各州对医院的投入逐步减少，使得医院通过借贷（private loans）进行基础设施建设的筹资，并且大多数州法律允许医院将财政补助用于债务偿还。Rechel et al（2009）指出，自 20 世纪 90 年代以来，当德国医院面临巨大财政预算危机时，"私有化"成为优先选择的解决途径。

　　第三，德国联邦各州之间医院相关资源配置情况存在较大差异。如表 4 - 7 所示，2014 年德国各州医院数量、医院病床数、千人口医院病床数各不相同，各州之间医院的所有制结构也存在很大差异。

表 4-7 德国各州医院数量及所有制结构（2014 年）

	*医院数量（个）	*医院病床数（张）	*千人口医院病床数（张）	**公立医院		**私立非营利性医院		**私立营利性医院	
				数量（个）	构成比	数量（个）	构成比	数量（个）	构成比
北莱茵—威斯特法伦州	364	120268	6.8	80	22.0%	244	67.0%	40	11.0%
巴伐利亚州	364	75907	6.0	163	44.8%	50	13.7%	151	41.5%
巴登—符腾堡州	270	56572	5.3	97	35.9%	61	22.6%	112	41.5%
下萨克森州	196	42236	5.4	51	26.0%	74	37.8%	71	36.2%
黑森州	167	36129	5.9	55	32.9%	42	25.1%	70	41.9%
萨克森州	79	26053	6.4	34	43.0%	18	22.8%	27	34.2%
莱茵兰—普法尔茨州	91	25431	6.3	17	18.7%	56	61.5%	18	19.8%
柏林市	80	20021	5.8	3	3.8%	33	41.3%	44	55.0%
石勒苏益格—荷尔斯泰因州	95	16155	5.7	15	15.8%	33	34.7%	47	49.5%
勃兰登堡州	56	15290	6.2	22	39.3%	15	26.8%	19	33.9%
萨克森—安哈特州	48	16236	7.3	12	25.0%	18	37.5%	18	37.5%
图林根州	44	16177	7.5	15	34.1%	11	25.0%	18	40.9%
汉堡市	51	12175	6.9	4	7.8%	12	23.5%	35	68.6%
梅克伦堡—前波莫瑞州	39	10435	6.5	7	17.9%	12	30.8%	20	51.3%
萨尔州	22	6458	6.5	9	40.9%	12	54.5%	1	4.5%

续表

	*医院数量（个）	*医院病床数（张）	*千人口医院病床数（张）	**公立医院		**私立非营利性医院		**私立营利性医院	
				数量（个）	构成比	数量（个）	构成比	数量（个）	构成比
不莱梅市	14	5137	7.8	5	35.7%	5	35.7%	4	28.6%
德国	1980	500680	6.2	589	29.8%	696	3515.0%	695	35.2%

数据来源：*数据来源于德国联邦统计局 https://www.destatis.de/EN/.

　　　　 **数据来源于德国医院联合会 http://www.dkgev.de/.

（二）德国医院服务提供情况

从医院服务提供情况来看，根据 OECD 统计数据，2000 年至 2014 年，德国每十万人口医院出院人数不断增加，从 19960.9 人增加到 23552.1 人，急重症病床平均住院日则不断缩短，从 10.1 天缩短至 7.6 天，病床利用率基本维持在 80% 左右。总体来说，2000 年至 2014 年，德国医院服务效率逐步提高，但 2014 年急重症病床平均住院日水平仍高于欧盟平均水平和 OECD 国家平均水平。

表 4-8　德国医院服务提供情况（2000—2014 年）

	出院人数（人/每十万人口）	平均住院日（天）	病床利用率（%）
2000	19960.9	10.1	81.1
2001	20059.9	9.8	80.4
2002	20203.8	9.6	80.5
2003	20143.8	9.3	78.2
2004	20149.6	8.9	76.1
2005	20040.0	8.8	76.1
2006	20210.4	8.7	77.4
2007	20756.0	8.5	78.7
2008	21231.2	8.3	79.1
2009	21629.8	8.2	79.2
2010	21964.1	8.1	79.0
2011	22320.0	7.9	79.0
2012	23043.9	7.8	79.2
2013	23191.9	7.7	79.3
2014	23552.1	7.6	79.7
2014 年 EU 平均水平	—	6.4	76.9
2014 年 OECD 平均水平	—	6.5	75.6

数据来源：OECD 数据库，http://stats.oecd.org/.

综上所述，本研究认为，一方面，当公共财政面临预算压力时，德国政府开始着手控制医院资源规模，并通过改革医院服务支付方式以提升医院资源使用效率；另一方面，尽管德国医院"私有化"政策可能也是受到"政府失灵"等相关理论的影响，但与地方公共财政预算压力不无关系。

第五章

美国医院的政府投入机制

1935 年，美国颁布《社会保障法案》（the social security act），为全国社会保障体系构建奠定了制度性框架。尽管由于种种原因，该法案中并没有包括医疗保险的内容（张奇林，2005），但其体现出的福利保障社会化思想对美国医疗保障的形成发展产生了重要影响（杨斌，杨植强，2013）。之后，在国会两党以及各利益相关集团的相互妥协下，1965 年，美国众议院和参议院通过包括医疗照顾（Medicare）和医疗救助（Medicaid）在内的约翰逊医改法案，标志着美国建立形成了以私人健康保险计划为主体、公共医疗保障项目为补充的现代医疗保障体系。纵观世界各国，把市场化运行的私人健康保险作为医疗保障基本制度安排的国家并不多，美国是这一模式的典型代表。鉴于此，本章以美国为研究对象，着重探讨在其以商业医疗保险为主体的医疗保障制度下，政府在医院筹资体系中的角色与功能。

一、美国的政治、经济与社会文化

美国，即美利坚合众国（the United States of America, USA），主体位于北美洲中部，国土面积 9372610 平方公里，分为 50 个州和 1 个特区，人

口 3. 214 亿人 (2015 年), 是世界第三人口大国, 人口密度 34. 30 人/平方
公里。

1789 年正式生效的《美利坚合众国宪法》(以下简称《宪法》) 确定
美国为联邦总统共和制国家 (庄艳、王亚敏, 2010)。根据《宪法》规定,
国会是国家最高立法机构, 由参议院 (the U. S. Senate) 和众议院 (the
U. S. House of Representatives) 组成。两院议员均由各州选民直接选举产
生, 其中, 参议院议员每州 2 名, 共 100 名; 众议院议员则按照每州人口
比例分配名额, 共 435 名。在不同的议员制度下, 参议院更类似于各州在
联邦的代理机构, 众议院则直接代表人民, 克服了联邦制的缺陷 (许彦
博, 2004)。《宪法》同时赋予了总统强大的行政裁量权 (王怡, 2013),
即总统由选举产生, 是国家最高行政长官, 同时兼任武装部队总司令, 执
掌最高军事指挥权。在国家宪法的约束下, 在国家总统的领导下, 联邦各
州享有高度的自主权, 自主立法, 实行地方自治。

从政党体制来看, 美国是典型的两党制国家。长期以来, 民主党
(Democratic Party) 和共和党 (Republican Party) 相互竞争、轮流执政,
牢牢把握着议会议席, 并控制联邦政府和几乎所有的州政府 (戴昌桥,
2011)。两党通过竞选获得国家政权, 而各党派执政时期的政治纲领也深
刻影响着美国社会保障制度的建设和发展 (刘瑞旋, 张大勇, 2009)。民
主党是自由主义政治的代表者, 认同凯恩斯 "有效需求不足" 理论, 主张
通过国家干预经济社会生活, 促进就业、消灭贫困和增进社会福利。在民
主党执政时期, 美国于 1935 年 (富兰克林. 罗斯福就任总统期间) 颁布
了《社会保障法案》, 首次明确了联邦政府的社会保障责任, 建立起联邦
政府主导的社会保险和公共救济相结合的社会保障体系; 于 1965 年 (林
登. 约翰逊就任总统期间) 通过社会保障修正案, 建立起美国两大公共医
疗保障项目——医疗照顾 (Medicare) 和医疗救助 (Medicaid) 计划; 于
2010 年 (贝拉克·奥巴马就任总统期间) 通过《平价医疗法案》(the Af-

fordable Care Act），旨在建立覆盖全民的健康保险计划。共和党是保守主义政治的代表者，认同新自由主义理论，主张推行自由放任的经济政策，减少政府干预，强调福利服务应实行市场化和自我负责。受以上执政理念的影响，共和党执政期间，美国的社会保障政策呈收缩状态，具体体现在艾森豪威尔就任总统期间，坚持发展私人医疗保险计划，反对建立联邦政府主导的全民医疗保障制度；尼克松就任总统期间，主张发展工作性福利取代救济性福利；里根就任总统期间，奉行医疗保障"无为而治"的理念（高连克，2007）；小布什就任总统期间，提出建立健康储蓄账户（Health Savings Accounts，HSAs），将医疗费用损失风险从企业转向个人或家庭（李珍，2013）。显然，两党就是否利用社会保障制度干预社会经济生活是存在争议的，而这种争议在医疗保障制度构建中尤为突出。在两党竞争执政、相互制衡的政治体制下，美国现代医疗保障制度的形成与发展必是两党相互妥协的结果，即类似于英国 NHS 或德国 SHI 的"全民医保计划"的不可能，以及取而代之的是私人医疗保险计划辅以政府"补救式"公共医疗保障项目。

在经济发展方面，毫无疑问，美国是高收入国家。1774—1909 年，美国实际 GNP 增长了约 175 倍，到 1913 年，美国已经成为世界上最大的产品和服务提供国，GDP 约为西欧发达国家 GDP 总和的三分之二（孔祥永，2014）。早在 19 世纪末 20 世纪初，美国已经一跃成为全球领先的工业强国，并逐步取代英法成为世界第一经济体。之后，尽管自 1929 年以来美国先后经历了几次经济危机，但其经济霸主的地位仍然难以撼动。2015年，美国国内生产总值约 18.12 万亿美元，位居世界第一；人均国内生产总值 56443.8 美元，位居世界第十①。美国的经济发展与其成熟的市场经济模式分不开，即强调自由的企业制度，以及政府的短期调控和长期的市场秩序维护（刘厚俊，2000）；也与其强劲的技术自生能力分不开，即技

---

① 世界银行数据库 http://data.worldbank.org/.

术的自我更新和自我创新能力，并且在自由竞争机制下，企业是技术创新的主体（孔祥永，2014）。良好的经济发展水平足以为美国社会保障制度建设提供物质保障，但特有的经济发展模式决定了美国社会保障制度完全是作为一种管理宏观经济的制度来建设的，即政府通过社会保障制度将富人的部分收入转移给穷人，借此熨平经济波动，对市场机制缺陷进行弥补和修正。因而，美国的社会保障制度仍然充分强调个人责任，是政府承担有限责任的社会保障制度。从此种意义上讲，美国现代医疗保障体系的公共医疗保障项目其实是一种政府"有的放矢"的福利。

在政治、经济因素之外，美国根深蒂固的"自由主义"社会文化价值观对医疗保障制度的建设与发展至关重要。追溯美国的历史，1620年载着一百多名英国清教徒的"五月花号"的到来，拉开了美国历史的帷幕。清教徒崇尚自由、独立自主、渴望主宰命运的意识经过历代美国人民的传承发扬，沉淀为美利坚民族的价值主流（田敏，李连涛，2005）。正如《独立宣言》中所提出的"我们坚信这样的真理：人人生而平等，造物者赋予他们若干不可剥夺的权利，包括生命权、自由权和追求幸福的权利"，尊重个体、自由主义至上成为美国社会所坚定的价值信仰。美国医疗保障制度的构建也深受自由主义的价值观念的影响（张鑫，陈士福，陈宁宁，2010），从最初的"放任自由"到政府的"有的放矢"以及"全民医保计划"的举步维艰都是对此有力的证明。

如上所述，美国经济社会文化的基本特点是：（1）联邦总统共和制国家，在国家宪法的约束下，在国家总统的领导下，联邦各州享有高度的自主权，自主立法，实行地方自治；（2）两党制国家，民主党和共和党竞争执政，相互制衡；（3）高收入国家；（4）高度自由化的竞争型市场经济体制国家，自由企业制度是市场经济体制的基础和核心，依托技术自生能力带动经济发展，依靠完善的法律制度规范市场运行；（5）尊重个体和崇尚自由主义。受政治、经济和社会文化的影响，美国医疗保健制度的建立发展呈现出不同于其他西方发达国家的鲜明特征，强调以市场主导、政府"有的放矢"。

二、美国医疗保障制度安排：以私人健康保险 计划为主体，辅以公共医疗保障项目

美国大部分居民在 65 岁以前没有公共医疗保险项目，主要参加各种营利和非营利机构举办的、市场化运行的私人健康保险计划（Private Health Insurance，PHI），它构成了美国医疗保障制度的主体（李珍，2013）。在私人健康保险计划之外，美国于 1965 年通过的医改法案建立起两大公共医疗保障项目，医疗照顾（Medicare）和医疗救助（Medicaid）计划。Medicare 的保障对象最初为 65 岁及以上的老年人，1972 年进一步扩大到残疾人和晚期肾病患者（Rice et al，2013）。Medicaid 的保障对象为低收入群体，"低收入"的标准一般以个人或家庭年收入相较于联邦贫困线（Federal Poverty Level，FBL）的程度而确定。在 Medicaid 基础上，美国于 1997 年引入针对贫困家庭儿童的公共健康保险计划（Children's health insurance program，CHIP），为收入水平难以承担私人健康保险费用但又不符合医疗救助标准的低收入家庭的儿童（0 - 18 岁的未成年人）提供医疗保障（冯文丽，2008）。

如表 5 - 1 所示，根据美国国家卫生服务调查（National Health Interview Survey，NHIS）结果，1997—2015 年，尽管私人健康保险覆盖人口比重略有下降，公共医疗保障项目覆盖人口比重不断增加，但总体说来，私人健康保险仍占据主体地位，覆盖了全美五分之三的人口；截至 2015 年，私人健康保险计划（PHI）覆盖了 63.2% 的人口，公共医疗保障计划（Medicare、Medicaid、CHIP 以及军人医疗保障等针对不同特殊人群的医疗

保障计划）覆盖了35.6%的人口，尚有9.1%（2860万）的人口没有任何形式医疗保险（NCHS，2016a）。保险未覆盖人群，从年龄特征来看，主要是18岁－65岁年龄段人群；从经济收入特征来看，主要是贫困（＜100% FPL）－近似贫困（≥ 100% and ＜ 200% FPL）人群。

表5－1　美国医疗保障制度人群覆盖情况（1997—2015年）

	私人健康保险覆盖人口比重[1]（%）	公共医疗保障项目覆盖人口比重[2]（%）	保险未覆盖人口比重[3]（%）
1997年	70.7	23.3	15.4
2005年	67.3	26.4	14.2
2010年	60.2	31.4	16.0
2011年	60.1	32.4	15.1
2012年	59.6	33.4	14.7
2013年	59.5	33.8	14.4
2014年	61.8	34.6	11.5
2015年	63.2	35.6	9.1

数据来源：Health Insurance Coverage：Early Release of Estimates From the National Health Interview Survey，2015.

1，2 包括被私人健康保险计划和公共医疗保障项目共同覆盖的人口。

3 包括仅被印第安人医疗服务计划（Indian Health Service）所覆盖或仅拥有一项针对特定项目的私人保险计划（如意外事故保险）的人群。

　　关于医疗保障资金的筹集。1. 美国私人健康保险的主要形式是由企业（雇主）出资为雇员购买私人健康保险计划。2014年，美国65岁以下人口中共1.707亿人参加私人健康保险计划，其中85.76%（1.464亿人）是由雇主购买私人健康保险，公共部门雇主为员工购买私人健康保险的支出占员工福利总支出的11.6%，私立部门雇主为员工购买私人健康保险的支出占员工福利总支出的7.7%（NCHS，2016b）。同时，员工也需要承担一定的保费。2015 年，由雇主购买的私人健康保险的平均保费水平为个人保单 6251 美元，家庭保单 17545 美元，其中，个人保单保费的 18% 或家庭保单保费的 29% 由员工负担，并且该个人缴费比例自 2010 年以来即维持在该水平（Kaiser Family Foundation/Health Research & Educational Trust，2015）。此外，为减轻高免赔额健康保险计划（High deductible health plans，HDHPs）的个人经济负担，美国于 2003 年引入了"健康储蓄账户（Health Savings Accounts，HSAs）"，由雇员及雇主单独地或共同地为账户进行供款（赵斌，2011）。HSAs 供款可享受免税待遇，但有最高供款限制，2015 年的标准为个人账户 3350 美元、家庭账户 6650 美元（KFF/HRET，2015）。（2）Medicare 的筹资来源因应不同的保障计划而有所区别。Part A 计划，也被称为医院服务保险计划（Hospital Insurance），是 Medicare 的最初形态，类似于社会医疗保险模式的保障计划，强制参加，与社会养老保险自动相关，通过雇主和雇员缴纳的工薪税（payroll taxes）筹集资金。Part B 计划，也被称为补充医疗保险计划（Supplementary Medicare Insurance），资金来源于参保者缴纳的保费（参保者自愿参加，并需按月缴纳保费，2017 年的基本保费标准为 134 美元/月，个人年收入 85000 美元或家庭年收入 17000 美元以上者缴费标准有适当的提高[①]）和联邦财政投入，保费收入约占总收入的 25%（KFF，2016c）；Part D 计划，处方药保障计划（Prescription Drug Plan），自愿参加，筹资来源与 B 计划相似，其中参保者缴纳的保费标准与个人的处方药覆盖计划相关；其他替代性保障计划，如 Medicare 优惠计划（Medicare Advantage Plan）或 Part C 计划，自愿参加，是 Medicare 通过协议方式将 A/B 计划交由私营公司组织提供，资金主要来源于 A/B 计划基金，如保障内容有所增加则需要参保者额外缴纳保费。（3）Medicaid 和 CHIP 作为面向低收入群体的公共医疗保障计划，由联邦和州财政共同进行筹资。联邦财政通过转移支付的方式向各州拨

---

① 参考 Medicare 政府网站资料 https：//www. medicare. gov/your-medicare-costs/index. html.

款，转移支付配套率（the federal match rate）在50％–75％之间，具体依各州人均收入水平决定，经济发展水平较低的地区，联邦政府的转移支付配套率较高（KFF，2016b）。

关于保障内容。1. 市场化运营的私人健康保险计划最大的特点就是产品的多样化。这意味着私人健康保险计划保障内容的多样化，而保障范围愈广、保障水平愈高，则相应地保费水平也愈高。总的说来，私人健康保险计划的保障范围主要包括基本住院费用、基本医疗服务费用、基本外科服务费用、处方药费用、综合医疗服务费用等。在待遇水平上，私人健康保险计划一般设立了费用共担机制，如免赔额、共付比等。2015年，住院或门诊外科手术保险的平均免赔额为1006美元，平均共付比例为19％，或每次住院平均自付308美元，或每住院日平均自付281美元（KFF/HRET，2015）2. Medicare保障范围如上所述包括四部分，其中A部分为基本保障，主要覆盖医院服务；B、D计划和供替代选择的其他保障计划属于自愿选择的附加保障，B计划主要覆盖门诊服务，D计划主要覆盖处方药，供替代选择的其他保障计划（C计划）则在A/B计划覆盖范围的基础上选择性的增加了高端服务项目，如眼科和口腔保健等。总体说来，Medicare保障覆盖了大多数必要的医疗服务项目（medically necessary services），2015年费用支出达到6320亿美元（KFF，2016c）。Medicare同样设定了费用分担机制，2017的费用分担标准为：A计划住院费用的免赔额为1316美元，住院时间超过60天者需自付一定的住院费用；B计划的免赔额为183美元，门诊费用超过免赔额后共付比为20％[1]。3. Medicaid保障范围分为联邦指定项目和各州自选项目。联邦指定保障项目包括基本的住院服务、门诊服务、急救服务、部分医疗检查项目、医师服务、护理服务、实验室检查等；各州具体负责Medicaid计划的组织实施，在联邦指定

---

[1]　参考 Medicare 政府网站资料 https：//www. medicare. gov/your-medicare-costs/costs-at-a-glance/costs-at-glance. html.

保障项目的基础上可选择性的增加诸如处方药、物理检查、物理治疗和康复、临终关怀、视力和口腔保健项目等（CMS，2016a）。同样，各州可自主制定 Medicaid 计划的费用分担机制，但不能超过联邦政府制定的标准（2013 年以来的联邦标准为：最高免赔额 2.65 美元；收入水平低于联邦贫困线的个人或家庭机构费用最高共付额为 75 美元、医师门诊费用最高共付额为 4 美元；收入水平在联邦贫困线 100% –150% 之间的个人或家庭，机构费用和医师费用最高共付比为 10%；收入水平超过联邦贫困线 150% 的个人或家庭，机构费用和医师费用最高共付比为 20%①）。4. CHIP 针对 0 岁 –18 岁青少年儿童提供广泛的医疗服务保障，具体由各州自主确定，一般包括 EDSDT（孕期定期筛查、诊断和治疗服务）服务、医院服务、医师服务、外科手术、实验室和 X 线检查、预防接种等儿童免疫保健服务等。除特定项目（如健儿检查服务（well-baby and well-child visits））免除费用分担外，CHIP 费用分担标准与 Medicaid 基本一致。

关于服务提供。在美国，医疗卫生服务的提供者主要包括私立营利性的医师诊所（独立开业或联合开业）、公立或私立非营利性的社区卫生服务中心（community health centers，CHCs）、外科门诊服务中心（ambulatory surgical centers，ASCs）和各类公立、私立营利性和私立非营利性医院。其中，部分专业（家庭医学、内科、儿科、妇产科）执业医师开业诊所和 CHCs 是初级卫生保健服务的提供者（Bodenheimer & Pham，2010）；其他专业执业医师开业诊所、外科门诊中心和医院是二级专科服务的提供者；教学医院（teaching hospitals）是三级医疗服务提供者，负责医师培训、进行医学研究和诊治疑难杂症（AHA，2009b）。对于保险未覆盖人群，公立的或私立非营利性的 CHCs 和医院组成了美国卫生保健"安全网"（health-care safety-net），为其提供经济可及的医疗卫生服务（KFF，2005）。对于

---

① 参考 Medicaid 政府网站资料 https：∥www. medicaid. gov/medicaid/cost-sharing/out-of-pock-et-costs/index. html.

保险覆盖人群，20 世纪 70 年代以来，"管理型医疗（managed care）"成为一种新兴的医疗服务提供模式。管理式医疗被视为一种集医疗服务提供和保险经费管理为一体的医疗保险模式（李珍，2013）。"管理"的内涵主要体现在，医疗保险提供者基于一定的原则和标准选择和组织某些医疗服务提供者为被保险人提供服务，通过参与医疗服务提供的管理，达到控制费用和提高服务质量的目的。"管理式医疗"的主要形式有健康维持组织（Health Maintenance Organizations，HMO）、优先提供者组织（Preferred Provider Organization ，PPO）、定点服务（Point of Service ，POS）等（Simonet，2007）。2015 年，在由雇主提供的私人健康保险计划中，50% 为 PPO 模式、17% 为 HMO 模式、26% 为 POS 模式（KFF/HRET，2015）。在公共医疗保障计划中，"管理式医疗"支出费用占 Medicaid 总支出的 46%，Medicare 的医疗优惠计划（Medicare Advantage Plan）（C 计划）也主要通过"管理式医疗"模式开展，如区域 PPO 组织（Regional PPO，RPPO）、地区协调服务提供计划（Local coordinated care plans，LCCPs）等（CMS，2016）。

综合以上，我们来总结美国现代医疗保障制度的基本特征：第一，市场化运行的私人健康保险计划（PHI），作为一种企业员工福利，成为美国现代医疗保障制度的主体。与英国或者德国不同，美国并没有建立起由政府主导的、面向全民的医疗保障制度，取而代之的是，大部分的美国国民在 65 岁以前通过参加市场化运行的私人健康保险计划来维护健康和分担医疗费用负担。2010 年奥巴马政府提出了以"全民医保"为目标的医改法案，仍将通过扩大或维持私人健康保险的人口覆盖率作为实现"全民医保"的重要途径，由此足见私人健康保险计划在美国现代医疗保障制度中不可撼动的地位。值得指出的是，对于大多数民众来说，购买私人健康保险计划并不是一种个人行为，而是来源于企业员工福利。2015 年，约 85% 的私人健康保险计划来源于雇主。第二，政府主导的公共医疗保障计划，作为一种补救机制，面向老年和低收入群体，是美国现代医疗保障制度的有效补充。在医疗保障领域，私人医疗保险市场的失灵使得政府干预成为必要。在以市场为主体的美国医疗保障制度中，针对难以进入私人保险市场的弱势群体，政府通过社会医疗保险的模式建立起老年人医疗照顾计划（Medicare）、通过各级财政资助建立起低收入群体的医疗救助计划（Medicaid）和儿童健康保险计划（CHIP）。这体现了政府"有的放矢"的医疗保障理念，对修正市场失灵和促进健康公平有着重要的意义。第三，强调个人保障责任、多样化的保障包设计，以及差异化的保障水平。私人健康保险计划和 Medicare 均需个人承担部分的保费，且不论是私人健康保险计划、Medicare，还是 Medicaid、CHIP，均制定了费用分担机制。各保障计划相对较高或较低保费、免赔额、共付比和共付额，无不彰显了强调个人保障责任的理念。此外，在保障包设计方面，PHI 受市场需求调节、Medicare 受联邦政府调控、Medicaid 和 CHIP 受州政府主导，因而呈现多样化的特点。但从支出水平来看（2014 年，Medicare、Medicaid、和 CHIP 总支出费用达 10364 亿美元，占卫生总费用的 40.5%，PHI 总支出费用 8688 亿美元，占卫生总费用的 33.9%（NCHS，2016），尽管 PHI 覆盖全美约五分之三的人口，但总支出不足卫生总费用的 35%，且低于覆盖三分之一人口的公共医疗保障计划的总支出，这从侧面说明了 PHI 的保障水平相对较低。第四，市场力量催生了保险模式的不断创新，以"管理式医疗"为代表的医疗保险组织方式成为美国现代医疗保障制度的一大亮点。"管理式医疗"创新了医疗保险组织管理医疗服务的方式，有助于协同管控医疗费用和医疗质量，正在被广泛地应用于私人健康保险计划和公共医疗保障计划。第五，随着奥巴马医改法案的不断推进，保险未覆盖人口的比重不断降低，美国现代医疗保障制度逐渐接近"全民医保"的目标。

三、政府对医院的投入机制

（一）美国医疗保健体制运行的组织结构

美国公共行政管理主体是联邦政府和州政府。在联邦层面，总统是国家最高行政长官，全权负责国家和联邦政府的各项事务，其每年向国会提交的国情报告是美国政府的施政纲领，预算报告是联邦政府预算实施政策。联邦政府机构中与卫生行政管理相关的部门主要包括：1. 财政部（U. S. Department of the Treasury）主管全国财政事务，下设国家税务局（Internal Revenue Service，IRS）是联邦政府征收机构，征税范围包括社会保障税（Social Security Tax）和医疗保险税（Medicare Tax）。2. 卫生和公众服务部（U. S. Department of Health and Human Services，HHS）是国家卫生行政主管部门，执行国会和联邦政府的相关决定，掌管全国卫生工作。3. 劳工部（U. S. Department of Labor，DOL）作为联邦政府主管全国劳工事务的行政部门，主要职能在于保障劳工福祉，下设劳工福利保障管理局（Employee Benefits Security Administration，EBSA），对劳工福利相关的私人健康保险计划进行监督管理。此外，美国针对特殊人群建立了独立的医疗保障体系，交由相应政府部门管理。如军队卫生保健系统（Military Health System，MHS），由国防部（U. S. Department of Defense，DOD）负责管理；退伍军人卫生保健系统（Veterans Health Administration），由退伍军人事务部（U. S. Department of Veterans Affairs）负责管理。

HSS 作为国家卫生行政主管部门，主要职能的包括：通过 Medicare、Medicaid、CHIP 和健康保险交易市场为超过 1 亿的居民提供健康保障；促进患者安全，提升卫生保健质量，确保食品、药品、疫苗和医疗器械安全、有效；保护弱势群体，消除健康不平等，促进卫生保健服务的可及性和提升服务质量；开展健康、公共卫生和社会科学研究，为医学研究提供世界范围内最高额的经费支持，为大学和研究机构的科学家创造数十万个高质量的工作岗位；充分利用健康信息技术提升卫生保健质量，依托 HHS 数据应对健康、公共卫生和公众服务挑战；改善母婴健康，保障青少年儿童安全和良好生活，促进青少年儿童健康成长；增进老年人和残疾人社会福祉；健康促进，预防诸如吸烟、药物滥用等健康危险行为，改善膳食和增强运动；预防和控制传染病、慢性非传染性疾病；保护所有美国人免受来自国内外的、自然或人为的健康威胁和安全威胁；担当公共投资的责任管理者。上述职能由 HSS 下设的 11 个业务处室分管，分别是儿童和家庭管理局（Administration for Children and Families，ACF）、社区生活管理局（Administration for Community Living，ACL）、卫生保健研究和质量管理署（Agency for Healthcare Research and Quality，AHRQ）、毒物与疾病登记署（Agency for Toxic Substances and Disease Registry，ATSDR）、疾病预防控制中心（Centers for Disease Control and Prevention，CDC）、Medicare & Medicaid 管理中心（Centers for Medicare & Medicaid Services，CMS）、食品药品管理局（Food and Drug Administration，FDA）、卫生资源和服务管理局（Health Resources and Services Administration，HRSA）、印第安人卫生服务局（Indian Health Service，IHS）和国家卫生研究院（National Institutes of Health，NIH）。

作为联邦制国家，在国家宪法的约束下，在国家总统的领导下，联邦各州享有高度的自主权，自主立法，实行地方自治。"自治"的内涵即包括各州自主管理州卫生事务。与联邦政府相似，州政府一般通过设立独立的卫生行政部门管理卫生工作，具体包括卫生筹资、制定卫生服务（公共卫生服务、医疗服务）计划、组织实施 Medicaid 和 CHIP 计划、管理卫生人力资源（执业资格准入），以及监管私人健康保险市场等。显然，州政府对卫生保健工作的开展发挥着举足轻重的作用，需合理计划和配置地区卫生资源以及管理公共医疗保障计划（Medicaid 和 CHIP），并且能直接干预私人健康保险市场。州政府相关卫生政策的实施对各州卫生保健体制构建产生深远影响。有代表性的例子有，1974 年夏威夷州实施了强制性雇主健康保险计划，要求雇主为所有全职雇员提供健康保险（Lewin & Sybinsky，1993）；1989—1993 年，俄勒冈州重组了州 Medicaid 计划，扩大 Medicaid 计划覆盖面，允许私立机构提供服务（Somnath et al，2010）；2006 年，马萨诸塞州启动了名为"Mass Care"的全民医保改革法案（KFF，2012）。

联邦体制决定了美国公共管理的本质即分权管理（竺乾威，2013）。联邦政府和州政府在各自的权力范围内行事，对国家医疗保障体制建构具有共同决策权。关于联邦政府与州政府事权的划分，正如刘柏惠（2016）所述，遵循"受益原则"和"效率原则"。即如果事权受益对象以国家整体为单位，则属于联邦政府行事范围；如果事权受益对象受限于局部地区，或者说受益对象具有区域特点，则事权划归州政府。此外，再协同考虑行政效率，如地方生活方式的异同使得国家制定统一方针政策的过程更为复杂，相对来说，地方政府在卫生服务提供方面更具有效率（Krueger et al，2009）。如上所述，联邦政府所履行的卫生行政管理职能主要集中在公共卫生、食品安全、医学科研、卫生信息系统建设，以及面向全国的社会保障项目 Medicare、针对军人等特定群体的服务保障。此外，为促进健康公平，联邦政府也承诺致力于保护弱势群体，通过转移支付方式资助各州实施 Medicaid 和 CHIP。各州政府则负责组织地方卫生服务供给、保护环境和规制健康保险市场，其中，州政府保障地方卫生服务供给的职能具体体现为：对卫生技术执业人员资格认证，举办医疗卫生服务机构，以及保障弱势群体对卫生服务的可及性（组织实施 Medicaid 和 CHIP）。

除政府行政组织外，在崇尚"自由主义"的社会文化情境下，美国医疗卫生保健体制的构建与社会组织紧密相关。这些社会组织包括由医疗服务提供者和购买者组成了联合会，如全国性的医师组织美国医学会（American Medical Association，AMA）、全国性家庭医师组织美国家庭医师学会（American Academy of Family Physicians，AAFP）、全国性医院组织美国医院学会（American Hospital Association，AHA）全国性健康保险行业组织美国健康保险协会（America's Health Insurance Plans，AHIP）等。这些民间组织尽管不直接参与卫生政策制定，但作为组成员权益诉求的代言人游说国会议员，影响政府决策导向。这些社会组织还包括独立性的非营利组织（NPO），如国家卫生保健机构评审联合委员会（Joint Commission on Accreditation of Healthcare Organizations）、国家质量保证委员会（National Committee for Quality Assurance，NCQA）等。这些非营利组织以维护公共利益为目标，对医疗卫生服务提供者进行公开公正评价，进而影响政府的公共决策。

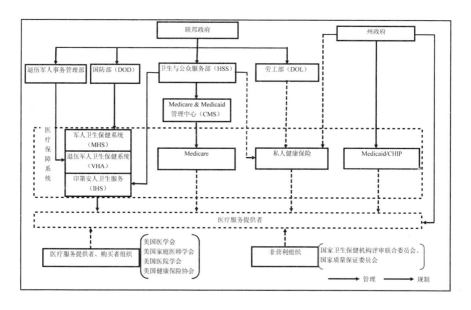

图 5-1　美国医疗保健体制组织结构图

（二）政府投入资金的来源

如上所述，美国现代医疗保障制度基本结构是：市场化运行的私人健康保险计划（PHI），作为一种企业员工福利，成为美国现代医疗保障制度的主体；政府主导的公共医疗保障计划，作为一种补救机制，面向老年人、低收入群体以及军人的特定人群，是美国现代医疗保障制度的有效补充。在该种保障模式下，美国卫生筹资方式主要有：1. 私人健康保险方式。多数私人健康保险计划是由雇主（包括公共部门雇主）和雇员共同筹资，少数由个体独立承担。2. 社会医疗保险税方式。Medicare A 计划通过雇主和雇员缴纳工薪税筹集资金，基础税率是 2.9%，雇主和雇员各自分担 1.45%。为区别其他用途的工薪税，本文称之为"社会医疗保险税"。3. 社会医疗保险费方式。Medicare B、D 计划参保者，需要按月缴纳保费；Medicare 其他替代性保障计划（如 C 计划），仅在保障内容较所替代保障计划有所增加情况下需要参保者额外缴纳保费。B、D 及其他替代性保障计划（如 C 计划）同时接受联邦财政资助。4. 财政投入。Medicaid 和 CHIP 由联邦和州财政共同进行筹资，联邦财政转移支付配套率达到 50% 以上。军人等特定人群医疗保障体系由联邦财政资助。5. 个人现金付费。无论是私人健康保险计划还是公共医疗保障计划，均对参保人设置了费用分担机制，如免赔额、共付比等，即参保人在利用医疗服务时需自主承担一定费用。而对于未被上述保险计划覆盖的 2860 万人口，利用医疗服务需要自费（Asplin et al, 2005）。

综合以上五种卫生筹资方式，在美国，政府卫生筹资方式既包括财政投入，也包括社会医疗保险方式。政府正是基于这两种筹资方式，资助公共医疗保障计划，从而对公共医疗保障计划覆盖人群利用医院服务筹资。

从筹资规模来看，如表 5-2 所示，1990—2015 年，政府筹资的公共医疗保障计划（Medicare、Medicaid、CHIP、VHA、MHS）的筹资规模不

表 5 - 2　美国卫生总费用筹资结构（1990—2015 年）

年份	经常性卫生总费用		私人健康保险（PHI）		Medicare		Medicaid		其他公共医疗保障计划（CHIP、VHA、MHS）		现金付费（OOP）		其他	
	美元 billion	占比（%）	美元 billion	占比（%）	美元 billion	占比（%）	美元 billion	占比（%）	美元 billion	占比（%）	美元 billion	占比（%）	美元 billion	占比（%）
1990	674.1	100.0	233.9	34.7	110.2	16.3	73.7	10.9	21.4	3.2	137.9	20.5	97.1	14.4
2000	1286.4	100.0	458.5	35.6	224.8	17.5	200.3	15.6	35.8	2.8	199.0	15.5	168.0	13.1
2005	1904.5	100.0	701.7	36.8	339.8	17.8	309.2	16.2	63.9	3.4	263.8	13.9	226.1	11.9
2006	2031.4	100.0	737.6	36.3	403.7	19.9	306.6	15.1	70.0	3.4	273.2	13.4	240.3	11.8
2007	2157.3	100.0	776.6	36.0	432.8	20.1	325.8	15.1	74.6	3.5	289.9	13.4	257.6	11.9
2008	2251.1	100.0	803	35.7	467.0	20.7	344.2	15.3	81.9	3.6	294.9	13.1	260.0	11.5
2009	2355.7	100.0	832.6	35.3	498.9	21.2	374.4	15.9	90.3	3.8	293.1	12.4	266.5	11.3
2010	2453.7	100.0	863.1	35.2	519.3	21.2	397.2	16.2	95.6	3.9	298.7	12.2	279.8	11.4
2011	2538.4	100.0	895.1	35.3	546.3	21.5	406.7	16.0	100.1	3.9	308.5	12.2	281.8	11.1
2012	2642.2	100.0	925.1	35.0	569.5	21.6	422.7	16.0	102.2	3.9	317.6	12.0	305.0	11.5
2013	2724.5	100.0	944.9	34.7	590.4	21.7	445.4	16.3	105.6	3.9	325.1	11.9	313.1	11.5
2014	2878.4	100.0	1000	34.7	618.5	21.5	497.2	17.3	112.6	3.9	329.7	11.5	320.5	11.1
2015	3050.8	100.0	1072.1	35.1	646.2	21.2	545.1	17.9	121.1	4.0	338.1	11.1	328.2	10.8

数据来源：CMS（2016b）.

表 5 - 3　美国医院服务总费用筹资结构（1990—2015 年）

（年度）	医院服务费用		Medicare 支出		Medicaid 支出		其他公共医疗保障项目支出	
	美元 billion	占比（%）	美元 billion	占比（%）	美元 billion	占比（%）	美元 billion	占比（%）
1990	250.4	100.0	67.4	26.9	26.7	10.6	16.3	6.5
2000	415.5	100.0	123.4	29.7	70.9	17.1	22.9	5.5
2005	608.6	100.0	176.4	29.0	103.8	17.0	35.5	5.8
2006	651.2	100.0	184.7	28.4	108.8	16.7	37.8	5.8
2007	692	100.0	193.1	27.9	117.2	16.9	39.1	5.7
2008	725.7	100.0	205.5	28.3	122.7	16.9	43.4	6.0
2009	779.7	100.0	214.4	27.5	133.4	17.1	48.2	6.2
2010	822.4	100.0	219.8	26.7	141.8	17.2	51.5	6.3
2011	852	100.0	228.4	26.8	143.9	16.9	53.5	6.3
2012	902.7	100.0	238.4	26.4	149.8	16.6	54.5	6.0
2013	937.9	100.0	246.2	26.3	155.7	16.6	56.6	6.0
2014	981	100.0	252.8	25.8	169.1	17.2	60.2	6.1
2015	1036.1	100.0	257.0	24.8	185.1	17.9	63.3	6.1

数据来源：CMS（2016b）.

断增加，占当期经常性卫生总费用的比重也不断增加。2015 年，美国经常性卫生总费用 30508 亿美元，其中 Medicare 筹资 6462 亿美元，占比 21.2%，Medicaid 筹资 5451 亿美元，占比 17.9%，CHIP/VHA/MHS 等其他共医疗保障计划筹资 1211 亿美元，占比 4.0%，公共医疗保障计划筹资费用占卫生总费用的比重共计 43.0%。

如表 5 - 3 所示，1990—2015 年，各公共医疗保障计划用于医院服务支出的费用规模不断增加，其中，Medicare 计划医院服务支出费用占医院服务总费用的比重逐渐降低，Medicaid 医院服务支出费用占医院服务总费用的比重自 2000 年以来保持稳定，基本维持在 17% 左右；CHIP、VHA、MHS 等其他公共医疗保障项目医院服务支出费用占医院服务总费用的比重波动不明显，基本维持在 6% 左右。2015 年，美国医院服务费用共计 10361 亿美元，其中 Medicare 支出 2570 亿美元，占比 24.8%；Medicaid 支出 1851 亿美元，占比 17.9%；其他公共医疗保障项目支出 633 亿美元，占比 6.1%；公共医疗保障计划筹资费用占医院服务总费用共计 48.8%。

此外，政府除通过公共医疗保障计划对医院服务进行间接筹资外，也通过财政拨款以及其他政策手段对医院进行资本投入。由于缺乏政府对医院资本投入规模的相应数据，本研究仅对相应的资本投入机制进行阐述，详见第（三）部分第 1 小节。

（三）政府投入资金的分配和使用

和大多数国家一样，在美国，政府对医院投入资金一方面用于医院基础设施建设，另一方面用于补偿医院的日常运行成本。本书也将从这两方面来梳理美国政府对医院的投入机制。

1. 关于医院基础建设投入

正如本章前面所述，美国两党及相关利益集团就政府是否应干预卫生保健领域存在争议。在美国，早期的医院并不是政府机构，而是非营利性的慈善组织（冯文，2000）。美国于 1946 年通过的《医院调查与建设法案（The Hospital Survey and Construction Act）》，也被称为《希尔-伯顿法案（the Hill-Burton Act）》对政府介入医院服务领域有着里程碑式意义。1945 年，当期执政的杜鲁门总统向国会提交了报告，提出实施全面的卫生保健计划。报告涵盖五大部分，第一部分即为合理配置包括医师和医院在内的卫生资源①。该报告促成国会于 1946 年通过《希尔-伯顿法案》。依据该法案，联邦政府要求各州基于"需要"制定卫生服务机构设置规划，并据此对公立医院和其他非营利性医院必要的基础设施建设予以资助，但同时要求接受资助的医院承诺"以当地居民为服务对象（社区服务原则）"和"为无力支付者提供必要服务（无偿服务原则）"（Smith，1980）。之后，1974 年，美国颁布《国家卫生规划和资源开发法案（1974）（the National Health Planning and Resources Development Act of 1974）》，提出建立州卫生计划和发展机构（State health planning and development agencies，SHPDAs）和地方卫生系统管理机构（local health systems agencies，HSAs），进一步强调由地方政府组织和管理卫生服务资源（Rubel，1976）。

诚然，各国卫生服务规划的重要内容之一即为配置医院资源，即通过在不同地区设立"医院"保障社会成员对医院服务的地理可及性，美国也不例外。从上述政策措施来看，在美国，政府配置医院资源是以地方政府为主体，面向社区，且强调保障低收入群体。对此，需要指出的是，尽管希尔-伯顿法案强调各州应基于"需要"配置卫生机构，并提出每千人口4.5 张 -5.5 张医院病床的配置标准，但正如 Llewelyn（1966）所述，地区医院规划其实是协同考虑地区人口、经济水平和医疗服务效率的结果。从各州的政策实践情况来看，一方面，为提高医院服务效率，避免政府对医

---

① Harry S. Truman: "Special Message to the Congress Recommending a Comprehensive Health Program." November 19, 1945. Online by Gerhard Peters and John T. Woolley, The American Presidency Project. http://www.presidency.ucsb.edu/ws/? pid = 12288.

院的过度投入，20世纪70年代以来，美国多个州引入"需要认证计划（Certificate of Need programmes，CON）"，即政府不予投资未通过认证的医院基础建设计划（Simmons，2006）。另一方面，为应对财政紧缩，州政府在减少医院基础建设投入的同时，开始尝试其他多元化的医院融资方式，如债务融资甚至是私有化。Schuhmann（2009）指出，基于2007年调查数据，美国各州公立医院和非营利医院建筑老化，医院建筑平均寿命分别为10.7年和11.1年，大大高于私立医院的医院建筑平均寿命（6.5年）。美国医院协会2009年的一项针对非联邦医院的调查显示，69%的医院认为免税债券是最为重要的基础设施建设筹资途径，其次是银行贷款、慈善捐助（AHA，2009a）。

综上所述，1946年的《希尔－伯顿法案》和1974年的《国家卫生规划和资源开发法案》，促成美国以地方政府为主体的医院服务规划模式。依据地区医院服务规划，地方政府投资举办公立医院并资助私立非营利性医院，联邦财政同时给予资助（希尔－伯顿法案提出的联邦政府财政资助计划于1997年停止）。但由于种种原因，如财政紧缩，各州开始尝试其他多元化的医院融资方案，如免税债券（Tax-exempt Bonds）、银行贷款等。因而，正如美国卫生筹资管理协会（Healthcare Financial Management Association，HFMA）2004年的调查报告所述，在美国，医院基础建设筹资其实更倚重免税债券、银行贷款、慈善捐助等政府财政拨款之外的融资途径，公立医院和私立非营利医院也是如此。对此，需要补充的两点，第一，考虑到部分医院融资能力有限（如农村地区医院），联邦政府通过专项资助计划（社区服务设施计划（Community Facilities Program，CFA））、贷款担保计划（Business & Industry Guaranteed Loan Program）、小额贷款计划（504 Loan Program）等方式对这些医院予以资助（AHA，2016）。第二，在美国，MHS、VHA和IHS为独立的医疗保障体系，设有专门服务现役军人、退伍军人和北美原住民的医院，这些医院隶属于联邦政府，由联邦财政投资建设。

2. 关于医院日常运行经费投入

在美国，政府针对 65 岁以上老年人和其他弱势群体建立起公共医疗保障计划。政府通过财政拨款和社会医疗保险税（费）的方式资助这些公共医疗保障计划，对计划所覆盖人群利用医院服务筹资。政府对医院日常运行经费的投入其实是建立在公共医疗保障计划的基础上，经由公共医疗保障计划购买医院服务。本文将着重围绕美国三大公共医疗保障计划 Medicare、Medicaid 和 CHIP，梳理其医院服务购买机制。MHS、VHA 和 HIS 公共医疗保障计划面向特定人群，通过类似于英国国家卫生服务模式开展，不具有广泛的代表性，在此不加赘述。

Medicare 作为一项联邦保险计划，由联邦政府统一管理。联邦卫生部下设的 Medicare & Medicaid 管理中心（CMS）是 Medicare 计划的具体组织者。为确保医疗服务质量，CMS 需要对 Medicare 服务提供者进行资格认定（certification）。通过资格认证的医院（Accredited Hospitals），方可被纳入 Medicare 医疗服务提供体系。这意味着 Medicare 建立形成了医疗服务提供者准入机制，只有经过准入的医疗服务提供者才能获得 Medicare 付费资格。此外，奥巴马医改方案实施以来，CMS 引入可信赖组织计划（Accountable Care Organizations，ACO），即 CMS 通过与不同类型的医疗服务提供者组成医疗服务团队签约，促进组织成员之间相互协作，从而达到管控医疗费用和提升医疗服务质量的双重目的（Rosenbaum, 2011）。ACO 计划的实施，无疑是 CMS 对 Medicare 医疗服务准入机制的一种有益创新。在医疗服务提供者准入机制上，Medicare（A 计划）又形成了一套以预付制为主的医院费用支付体系，包括住院费用预付体系（inpatient prospective payment system，IPPS）和门诊病人预付体系（outpatient prospective payment system，OPPS）。

关于 IPPS。早在 1983 年，Medicare A 计划就开始使用 DRGs 支付方式支付患者的住院费用，即 MS-DRGs（Medicare severity diagnosis related groups）（Feinglass & Holloway，1991）。MS-DRGs 支付体系的基本思想是（MEDPAC，2016a）：1. 诊断相关组（DRGs）分型。将入院患者按照临床症状（主要诊断、次要诊断）和治疗程序，同时结合资源使用相近原则，划分为若干诊断相关组（DRGs）。CMS 每年定期更新 MS-DRGs 系统。2016 版 MS-DRGs 体系共有 335 个基础分组（base DRGs），每组再依据患者是否有共患病或并发症（comorbidity or complication，CC）分为 2 - 3 个 MS-DRGs，即共 756 个 MS-DRGs。2. 确定每 MS-DRGs 定额支付标准（基准费率 * 相对权重）。基准费率即住院患者的平均治疗成本，具体分为操作成本和固定资产成本。操作成本包括劳动力成本和供给成本，固定资产成本则包括固定资产折旧、利息、租金等。相对权重，反映了每 MS-DRG 消耗医疗资源程度，消耗程度越高，权重值越高。3. 确定异常病例（outlier cases）的支付方式。4. 基于市场因素、政策因素等对不同地区、不同医院的 MS-DRGs 支付标准进行调整。市场因素，主要是指不同地区劳动力价格差异对住院服务成本的影响，通过工资指数（wage index）反映。政策因素，主要是指相关政策的实施对某些特定医院的服务成本产生影响，如教学医院、农村地区医院，以及其他收治较多低收入者的医院。除此在外，医院高新技术使用情况也是支付标准调整的参数之一。5. 基于服务绩效对不同医院的 MS-DRGs 支付标准进行调整。依据奥巴马平价医改法案，Medicare 形成了基于服务绩效的医院奖惩措施，包括降低院内感染率较高的医院和特定疾病患者再入院率较高医院的支付标准，对总体绩效较高的医院予以奖励。

关于 OPPS。2000 年，CMS 建立起了一套与 DRGs 相类似的、针对 Medicare 患者医院门诊服务费用的支付体系，即按门诊支付分类组（ambulatory payment classifications，APCs）付费。APCs 的基本原理与 MS-DRGs 相类似，首先，将门诊患者依据临床症状和成本相似原则分为若干 APCs；

其次，确定每 APCs 支付标准（基础费率＊相对权重）；再次，根据不同地区的工资指数和其他政策因素对不同地区、不同医院的支付标准进行调整；最后，对于花费较高的异常病例单独支付（MEDPAC，2016c）。

如本章第二部分所述，20 世纪 70 年代以来，以"管理式医疗"为代表的医疗保险组织方式成为美国现代医疗保障制度的一大亮点。"管理式医疗"创新了医疗保险组织管理医疗服务的方式，有助于协同管控医疗费用和医疗质量，正在被广泛地用于私人健康保险计划和公共医疗保障计划，如 Medicare 医疗优惠计划（Medicare Advantage Plan，C 计划）。C 计划作为传统的 Medicare A/B 计划的替代性计划，由 CMS 通过协议方式交由私营健康保险机构组织提供。根据 Medicare 支付顾问委员会（The Medicare Payment Advisory Commission，MEDPAC）的报告，C 计划的实践模式以 HMOs 和 PPOs 式的"管理式医疗"为主体，此外还包括按服务项目付费计划（private fee-for-service，PFFS）和特需服务计划（special needs plans，SNPs）（MEDPAC，2016b）。

Medicaid 和 CHIP 计划由各州具体负责组织实施。CHIP 计划是面向低收入家庭的儿童的公共医疗保障计划，究其本质，其实是对 Medicaid 计划的扩展和补充。根据 CMS（2015）调查报告，除华盛顿州和康涅狄格州外，其他各州均将两项计划合并开展，合并开展的方式或是扩大 Medicare 人群覆盖范围，将 Medicaid 和 CHIP 完全融合为一，或是组织管理方式统一（CMS，2015）。因此，为方便阐述，本文以下将两项计划统称为医疗救助计划。根据联邦政府要求，各州需制定详细的医疗救助计划实施方案，经由 CMS 审核后方可实施。方案中即包括如何组织医疗服务供给，以及医疗服务支付方式。总体来说，与 Medicare 类似，各州医疗救助计划对医疗服务提供者的支付方式，包括直接向服务提供者付费（fee-for-service，FFS）和通过"管理式医疗"计划间接向服务提供者付费。

关于直接付费。各州就医疗救助计划如何支付医院费用有很大的自主

权。其中，主要的住院服务费用支付方式有（MACPAC，2016a）：1. 基于
DRGs 付费，即对住院病例进行分组，根据基础费率和相对权重确定每组
的定额支付标准，按照该支付标准向医院付费。2014 年 4 月，34 个州的医
疗救助计划通过 DRGs 方式支付住院费用。各州 DRGs 支付体系相互独立，
即 DRGs 编码和支付标准各不相同，但遵循一些共同的原则，如根据医院
类型（教学医院、儿童医院、小型医院等）以及地域因素等调整支付标
准，并对异常病例单独支付。2. 按床日付费（per diem），即确定医院的
每住院日的支付标准，支付标准乘以住院天数决定支付总额。2014 年 4
月，10 个州的医疗救助计划通过按床日付费方式支付住院费用。3. 按成
本付费（cost-based），即按照医院报告的每个病例的治疗成本支付费用。
该种支付方式经常被用作支付特殊类型医院的费用，如小型医院、公立医
院。主要的医院门诊费用支付方式有（MACPAC，2016b）：（1）按照费用
清单（fee schedule）支付。费用清单包括服务项目数及服务价格，以及由
此决定的费用总额。其中，服务项目的价格一般为市场价格，或协议价
格。（2）服务成本补偿（cost-based reimbursement）。即对医院的门诊服务
成本予以补偿，成本值一般由医院提供，州政府同时设定最大支付限额。
（3）按门诊患者分类组（Ambulatory patient classification groups，APC）付
费。（4）按加强型门诊患者分类组（Enhanced ambulatory patient groups，
EAPGs）付费。APCs 是将门诊患者依据临床诊断和成本相似原则进行分
组，单次门诊可能涵盖几个 APCs。EAPGs 则将患者一次就诊过程中接受
的全部服务进行捆绑，再依据成本相近原则分组。截至 2015 年 11 月，在
联邦各州的医疗救助计划中，13 个州使用了费用清单方式支付医院门诊费
用，16 个州使用了服务成本补偿方式，19 个州基于 APCs 或 EAPGs 支付
医院门诊费用（MACPAC，2016b）。此外，在上述支付方式的基础上，大
多数州尝试建立对医院的支付激励机制，如基于服务质量、服务效率、服
务成本的奖惩措施。

关于间接付费。"管理式医疗"是医疗救助计划最为主要的医疗服务组织方式，截至 2016 年 3 月，除阿拉斯加州、康涅狄格州、怀俄明州外，美国其余 48 个州的医疗救助计划均不同程度的经由"管理式医疗"组织医疗服务供给（KFF，2016）。

（四）小结

综上所述，总结美国医院政府投入的基本机制，如图 5 - 2 所示：

首先，从资金来源来看，政府对医院投入的资金呈现多元化，具体包括：1. 地方财政拨款，即依据地区医院服务规划，地方政府投资举办公立医院并资助私立非营利性医院，同时州财政也为 Medicaid 和 CHIP 计划筹资。2. 联邦财政拨款，一方面，联邦财政投资建设专门服务于现役军人、退伍军人和北美原住民的医院，另一方面，联邦财政直接资助 MedicareB、D 计划及其他替代性保障计划（如 C 计划），并通过转移支付方式资助 Medicaid 和 CHIP 计划。3. 社会医疗保险税，即 Medicare A 计划通过雇主和雇员缴纳工薪税筹集资金，基础税率是 2.9%，雇主和雇员各自分担 1.45%。4. 其他政策性融资来源，如银行贷款、发放免税债券、慈善捐助等。

其次，关于政府投入的对象。一方面，各级财政拨款资助医院基础设施建设，主要是面向公立医院和私立非营利性医院。另一方面，公共医疗保障计划在为保障对象购买医院服务时没有以医院的"身份"作为考量的原则，不论公立、私立非营利性或私立营利性医院都可以成为公共医疗保障计划的合约医院。

再次，关于政府对医院基础设施建设的投入方式。1946 年的《希尔 - 伯顿法案》和 1974 年的《国家卫生规划和资源开发法案》，促成美国以地方政府为主体的医院服务规划模式。地方政府通过卫生服务规划方式配置地区医院资源，通过财政拨款以及免税债券、银行贷款、慈善捐助等其他融资途径，为医院基础建设筹资。除专门服务于现役军人、退伍军人和北美原住民的医院外，联邦政府一般不直接投资建设医院，仅通过设立专项计划资助部分融资能力有限的医院（如农村地区医院），如，社区服务设施计划（Community Facilities Program，CFA））、贷款担保计划（Business & Industry Guaranteed Loan Program）、小额贷款计划（504 Loan Program）等。

最后，政府对医院日常运行经费投入是以公共医疗保障计划为媒介，构建起经由公共医疗保障计划购买医院服务的投入机制。Medicare 计划和医疗救助计划（Medicaid 和 CHIP），尽管分别由联邦政府和各州政府组织管理，但其为保障者购买医院服务的实践路径呈现出共同的特点。具体体现在：第一，建立准入机制，甄选医院服务提供者，促进服务提供者相互协作。包括医院在内的医疗服务机构，被纳入联邦 Medicare 计划或州医疗救助计划的医疗服务提供体系，需要通过相关主管部门的资格认证。资格认证的初衷在于，确保医疗服务提供者能及时、保质保量地为计划覆盖人群提供所需要的服务。在资格认证基础上，2010 年奥巴马医改法案进一步要求 Medicare 计划与由不同类型的医疗服务提供者组成医疗服务团队签约，即启动可信赖组织计划（ACO）。ACO 计划强调团队成员之间相互协作，为 Medicare 保障对象提供便捷的一体化服务，同时也有利于降低服务成本，节约医疗费用（Shortell et al，2010）。2015 年，科罗拉多州、艾奥瓦州、缅因州、明尼苏达州、新泽西州、俄勒冈州、佛蒙特州的医疗救助计划中也引入 ACO 组织（KFF，2016a）。第二，形成了以 DRGs 为代表的预付制支付体系。早在 1983 年，Medicare 计划就开始使用 DRGs 支付方式支付患者的住院费用，即 MS-DRGs。为进一步促进医院支付方式从后付制向预付制的转化，CMS 基于 MS-DRGs 的基本原理建立起一套针对 Medicare 患者医院门诊服务费用的支付体系，即按门诊支付分类组（APCs）付费。以 Medicare 为参照，大多数州的医疗救助计划也建立起类似于 MS-DRGs

和 APCs 的医院服务支付方式。第三，建立支付激励机制，提升医院服务绩效。Medicare 计划和各州的医疗救助计划中，均不同程度地将绩效考量纳入医院支付体系。如考量医院内感染率、患者再入院率等指标，不合格者予以罚款；建立医院综合绩效评价体系，对总体绩效较高者予以奖励。第四，与私人健康保险组织合作，通过"管理式医疗"管控医疗费用和提升服务质量。Medicare C 计划实践模式以 HMOs 和 PPOs 式的"管理式医疗"为主体。90%以上的州的医疗救助计划均引入"管理式医疗"。

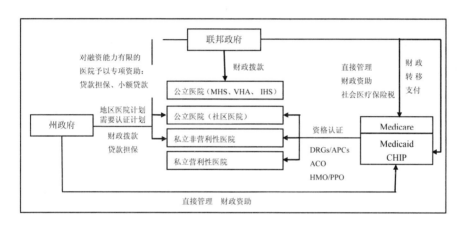

图 5－2　美国医院政府投入机制运行结构图

四、政府投入行为对医院发展的影响

（一）美国医院数量与结构

在美国，依据美国医院协会（AHA）的分类标准，医院通常被分为联邦医院和非联邦医院。联邦医院，由联邦政府出资举办，为美国少数特殊群体服务；非联邦医院，则是非联邦政府所属的其他医院，主要包括面向社会公众、提供短期住院服务的社区医院（NCHS，2016）。通过梳理历年数据，美国医院的数量及结构特征如下：

第一，医院总量不断减少，医院病床数量也不断减少。如表5-4所示，1975—2015年，美国医院总量从7156个减少到5564个，病床数从1465828张减少到897961张。伴随着医院资源的减少，每千人口病床数从1980年的4.5张减少到2013年的2.5张。

表5-4　美国医院数量及病床数（1975—2015）

	医院总量（个）	病床数（张）	千人口病床数（张）
1975年	7156	1465828	—
1980年	6965	1364516	4.5
1990年	6649	1213327	3.7
2000年	5810	983628	2.9
2005年	5756	946997	—
2010年	5754	941995	2.6
2012年	5723	920829	2.6
2013年	5686	914513	2.5
2014年	5627	902202	—
2015年	5564	897961	—

数据来源：NCHS（2016）.

第二，以社区医院为主体。如表5-5所示，在各类医院中，联邦医院的数量相对较少，占医院总数5%左右，开设床位数不足医院总床位的10%；非联邦医院约占医院总数的95%，开设床位数占医院总床位数的90%以上，且主要为社区医院。1975—2015年，美国各类医院的数量均不断减少，开设病床数量也逐渐减少。2015年，全美共有5564家医院，开设病床数897961张，其中，联邦医院212家，占比3.8%；非联邦医院5352家，占比96.2%；社区医院4862家，占非联邦医院的90.8%，占医院总数的87.4%，开设床位数占医院总床位数的87.1%。

表5-5　美国不同类型医院数量及病床数（1975—2015年）

	联邦医院				非联邦医院				其中：社区医院			
	数量（个）	占比（%）	病床数（张）	占比（%）	数量（个）	占比（%）	病床数（张）	占比（%）	数量（个）	占比（%）	病床数（张）	占比（%）
1975年	382	5.3	131946	9.0	6774	94.7	1333882	91.0	5875	82.1	941844	64.3
1980年	359	5.2	117328	8.6	6606	94.8	1247188	91.4	5830	83.7	988387	72.4
1990年	337	5.1	98255	8.1	6312	94.9	1115072	91.9	5384	81.0	927360	76.4
2000年	245	4.2	53067	5.4	5565	95.8	930561	94.6	4915	84.6	823560	83.7
2005年	226	3.9	45837	4.8	5530	96.1	901160	95.2	4936	85.8	802311	84.7
2010年	213	3.7	44940	4.8	5541	96.3	897055	95.2	4985	86.6	804943	85.5
2012年	211	3.7	38557	4.2	5512	96.3	882272	95.8	4999	87.3	800566	86.9
2013年	213	3.7	38747	4.2	5473	96.3	875766	95.8	4974	87.5	795603	87.0
2014年	213	3.8	—	—	5414	96.2	—	—	4926	87.5	786874	87.2
2015年	212	3.8	—	—	5352	96.2	—	—	4862	87.4	782188	87.1

数据来源：1975-2013年数据来源于NCHS（2016）；2014、2015年数据来源于AHA（2017）。

第三，社区医院规模大小不一，中小型社区医院居多。以开设床位数来衡量社区医院的规模。如图5-3所示，综合历年数据，约50%的社区医院为开设床位数小于100张的小型医院，约35%的社区医院为开设床位数在100张-299张之间的中小型医院，约10%的社区医院为开设床位数在300张-499张之间的中大型医院，约5%的社区医院为开设床位数大于等于500张的大型医院。此外，需要指出的是，1990年以来，尽管各类医院的数量普遍呈现递减趋势，开设床位数在6张-24张之间的超小型社区医院的数量则不断增加。

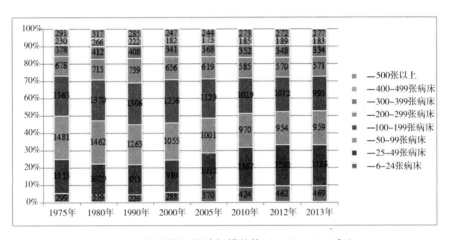

图5-3 美国社区医院规模结构（1975—2013年）

数据来源：NCHS（2016）.

第四，社区医院"公私混合"，私立非营利性医院始终占主体地位，公立医院的比重不断降低，私立营利性医院的比重则不断增加。如表5-6所示，2015年，在所有社区医院中，58.5%（2845家）为私立非营利性医院，21.3%（1034家）为私立营利性医院，20.2%（983家）为地方政府举办的公立医院。同时，私立非营利社区医院的病床比重也最高，以可获得最近数据为例，2013年，私立非营利性社区医院共有病床543929张，占社区医院总病床数的68.4%；私立营利性社区医院共有病床134643张，占社区医院总病床数的 16.9%；公立社区医院共有病床 117031 张，占社区医院总病床数的 14.7%。1975—2015 年，在所有社区医院中，公立医院数量占比从 30.0% 降低到 20.2%，病床占比从 22.3% 降低到 14.7%（2013 年）；私立营利性医院数量占比从 13.2% 增加到 21.3%，病床占比从 7.8% 增加到 16.9%。

表 5 - 6 美国社区医院所有制结构（1975—2015 年）

	公立（state - local government）				私立非营利（non - profit）				私立营利（for - profit）				医院	
	数量（个）	占比（%）	病床数（张）	占比（%）	数量（个）	占比（%）	病床数（张）	占比（%）	数量（个）	占比（%）	病床数（张）	占比（%）		
1975 年	1761	30.0	210154	22.3	3339	56.8	658195	69.9	775	13.2	73495	7.8		
1980 年	1778	30.5	208895	21.1	3322	57.0	692459	70.1	730	12.5	87033	8.8		
1990 年	1444	26.8	169228	18.2	3191	59.3	656755	70.8	749	13.9	101377	10.9		
2000 年	1163	23.7	130689	15.9	3003	61.1	582988	70.8	749	15.2	109883	13.3		
2005 年	1110	22.5	127695	15.9	2958	59.9	561106	69.9	868	17.6	113510	14.1		
2010 年	1068	21.4	124523	15.5	2904	58.3	555768	69.0	1013	20.3	124652	15.5		
2012 年	1037	20.7	120271	15.0	2894	57.9	545287	68.1	1068	21.4	135008	16.9		
2013 年	1010	20.3	117031	14.7	2904	58.4	543929	68.4	1060	21.3	134643	16.9		
2014 年	1003	20.4	—	—	2870	58.3	—	—	1053	21.4	—	—		
2015 年	983	20.2	—	—	2845	58.5	—	—	1034	21.3	—	—		

数据来源：1975—2013 年数据来源于 NCHS（2016）；2014、2015 年数据来源于 AHA（2017）.

第五，联邦各州医院资源差异较大。如表5－7所示，联邦各州每千人口社区医院病床数存在差异，其中，28个州和哥伦比亚特区，每千人口社区医院病床数大于等于国家平均水平。

表5－7 联邦各州每千人口社区医院病床数（1980—2013年）　　　单位：张

	1980年	1990年	2000年	2010年	2012年	2013年
Alabama	5.1	4.6	3.7	3.2	3.1	3.1
Alaska.	2.7	2.3	2.3	2.2	2.1	2.1
Arizona	3.6	2.7	2.1	2	2.1	2
Arkansas	5	4.6	3.7	3.2	3.2	3.2
California	3.6	2.7	2.1	1.9	1.9	1.8
Colorado	4.2	3.2	2.2	2	2	2
Connecticut	3.5	2.9	2.3	2.3	2.3	2.2
Delaware	3.6	3	2.3	2.4	2.2	2.2
District of Columbia	7.3	7.6	5.8	5.7	5.7	5.6
Florida	5.1	3.9	3.2	2.9	2.8	2.7
Georgia	4.6	4	2.9	2.6	2.5	2.5
Hawaii	3.1	2.7	2.5	2.4	2	2
Idaho	3.7	3.2	2.7	2.2	2.1	2.1
Illinois	5.1	4	3	2.6	2.5	2.5
Indiana	4.5	3.9	3.2	2.8	2.7	2.6
Iowa	5.7	5.1	4	3.3	3.2	3.2
Kansas	5.8	4.8	4	3.5	3.5	3.5
Kentucky	4.5	4.3	3.7	3.3	3.2	3.2
Louisiana	4.8	4.6	3.9	3.4	3.3	3.4
Maine	4.7	3.7	2.9	2.7	2.7	2.6
Maryland	3.6	2.8	2.1	2	2.1	2.1
Massachusetts	4.4	3.6	2.6	2.4	2.4	2.5
Michigan	4.4	3.7	2.6	2.6	2.5	2.5
Minnesota	5.7	4.4	3.4	2.9	2.8	2.7

	1980 年	1990 年	2000 年	2010 年	2012 年	2013 年
Mississippi	5. 3	5	4. 8	4. 4	4. 3	4. 3
Missouri	5. 7	4. 8	3. 6	3. 1	3. 2	3. 1
Montana	5. 9	5. 8	4. 7	3. 8	3. 7	3. 7
Nebraska	6	5. 5	4. 8	4	3. 8	3. 6
Nevada	4. 2	2. 8	1. 9	2	2	2
New Hampshire	3. 9	3. 1	2. 3	2. 2	2. 1	2. 1
New Jersey	4. 2	3. 7	3	2. 4	2. 4	2. 4
New Mexico	3. 1	2. 8	1. 9	2	2	1. 8
New York	4. 5	4. 1	3. 5	3	2. 9	2. 9
North Carolina	4. 2	3. 3	2. 9	2. 4	2. 3	2. 3
North Dakota	7. 4	7	6	5. 1	4. 7	4
Ohio	4. 7	4	3	3	2. 9	2. 9
Oklahoma	4. 6	4	3. 2	3	3	3
Oregon	3. 5	2. 8	1. 9	1. 7	1. 7	1. 7
Pennsylvania	4. 8	4. 4	3. 4	3. 2	3. 1	3. 1
Rhode Island	3. 8	3. 2	2. 3	2. 3	2. 3	2. 1
South Carolina	3. 9	3. 3	2. 9	2. 7	2. 7	2. 7
South Dakota	5. 5	6. 1	5. 7	5	5	4. 9
Tennessee	5. 5	4. 8	3. 6	3. 3	3. 1	3. 1
Texas	4. 7	3. 5	2. 7	2. 4	2. 4	2. 3
Utah	3. 1	2. 6	1. 9	1. 8	1. 8	1. 8
Vermont	4. 4	3	2. 7	2. 1	2	1. 9
Virginia	4. 1	3. 3	2. 4	2. 2	2. 2	2. 2
Washington	3. 1	2. 5	1. 9	1. 7	1. 8	1. 7
West Virginia	5. 5	4. 7	4. 4	4	3. 9	3. 8
Wisconsin	4. 9	3. 8	2. 9	2. 4	2. 3	2. 2
Wyoming	3. 6	4. 8	3. 9	3. 6	3. 3	3. 3
United States	4. 5	3. 7	2. 9	2. 6	2. 6	2. 5

数据来源：NCHS（2016）.

（二）美国医院服务提供情况

1980—2013 年，美国医院门急诊人次数显著增加，入院人数则趋于减少（图 5 - 4）。2000—2013 年，美国急重症病床平均住院日从 5.8 天缩短至 5.4 天，病床利用率基本维持在 63% 左右（表 5 - 8）。

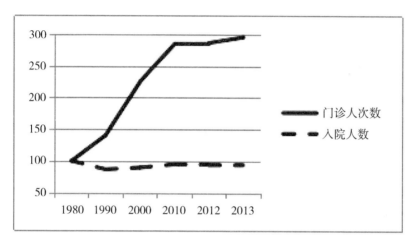

图 5 - 4 美国医院服务量变化趋势（1980—2013 年）

数据来源：NCHS（2016）.

表 5 - 8 美国急重症病床服务利用情况（2000—2013 年）

	平均住院日（天）	病床利用率（%）
2000 年	5.8	63.9
2001 年	5.8	64.5
2002 年	5.7	65.7
2003 年	5.7	66.2
2004 年	5.6	66.9
2005 年	5.6	67.4
2006 年	5.6	67.1
2007 年	5.5	66.6

	平均住院日（天）	病床利用率（%）
2008 年	5.5	66.4
2009 年	5.4	65.5
2010 年	5.4	64.6
2011 年	5.4	64.4
2012 年	5.4	63.4
2013 年	5.4	62.9

数据来源：OECD 数据库，http://stats.oecd.org/.

第六章

政府对医院投入机制的比较与评价

通过前面几章的梳理与总结，可以认为，政府对医院的投入机制具有较强的环境依赖性和制度依赖性，政治、经济和社会文化环境以及医疗保障制度的差异化发展，影响着政府在医院筹资中所扮演的角色。政府的这种角色定位表现为，政府如何规划配置医院资源和如何为医院服务筹资。本章以此为核心，比较分析前述三个国家政府在医院筹资中角色定位及具体表现形式。

一、政府角色及其影响因素

健康对人类社会发展的必要性和重要性毋庸置疑。健康的重要性、医疗服务市场和保险市场的失灵使得政府干预成为必要（李珍，2013）。然而，政府的大小、强弱以及具体应该扮演什么样的角色，一直是理论界探讨的重要问题。纵观世界各国医疗保障建立和发展的过程，始终围绕的关键问题是：如何划分政府和市场责任，平衡公平和效率的关系。这决定了制度建立的基本理念，并直接影响着一个国家医疗卫生政策框架的结构属性。

（一）英国：福利共识与 NHS 强调政府主导

1946 年，英国通过《国家健康服务法案》（National Health Service Act，1946），于 1948 年正式建立起以"普享福利"为基本特征的国家健康服务（National Health Service，NHS）。英国 NHS 的建立深受庇古福利经济学思想的影响。以庇古为代表的福利经济学形成于 20 世纪初，相对于他以后的福利经济学，被称为旧福利经济学。庇古认为，国民收入的大小和国民收入在社会成员之间的分配是检验社会福利的两个标准，由于边际效用递减的原则，所有人实现收入均等化而使得货币的边际效用相等时，社会福利达到最大化。因此，庇古主张政府通过建立社会保障制度，实现收入的均等化。在庇古"收入均等化"思想的影响下，1942 年，受英国社会保险和相关服务部际协调委员会委托，经济学家威廉·贝弗里奇起草形成《贝弗里奇报告 - 社会保险和相关服务》。1945 年，工党上台执政后，即以 1942 年的《贝弗里奇报告》为基础颁布了一系列重要的法案，包括 1946 年通过的《国家健康服务法案》（National Health Service Act，1946），旨在建成为全体公民地提供"从摇篮到坟墓"社会福利的福利型国家。

NHS 强调政府主导，为所有公民提供免费或基本免费的、基于需要的、全方位的医疗服务。这种"高福利性"得益于英国较高的经济发展水平。1948—1973 年，在战后的 20 多年里，英国 GDP 总量翻了一番（段会平，2005）；之后，20 世纪 70 年代中期至今，尽管经历了几次严重的经济危机，经济发展速度明显降低，但总体说来，英国经济总量一直位居世界前列。2015 年，英国 GDP 约 2.89 万亿美元，位列世界第五，是世界五大经济体之一，欧盟第二大经济体；人均 GDP44305.6 美元，位居世界第十九①。NHS 始终承诺为全体公民提供基于需要的、免费或低收费的医疗卫

---

① 依据世界银行数据库 http：//data. worldbank. org/相关数据。

生服务与英国较高的经济发展水平不无关系。

然而，英国自 NHS 建立之日起即对其不断进行改革。改革受撒切尔政府自由主义福利模式、布莱尔政府"第三条道路"以及卡梅伦政府"大社会"新政的影响，也受经济波动、经济滞胀的影响。尽管如此，在 60 余年的时间里，NHS 以政府为主导、为全民提供"全面免费医疗"的特性并未发生变化。NHS 的这种参量式改革，与英国社会的保守性不无关系，即尊重传统、理性谨慎、矜持保守，面临社会冲突时，往往是采取调和折中、渐进式的改革方式。但这背后更深刻地体现了英国的"民权"思想文化。这种充分尊重保障公民健康权的民权思想，植根于英国社会崇尚公正法治、民主自由和社会和谐的文化特质，也植根于长期以来英国公民引以为傲的"福利文化"，进而成为英国的政治符号，难以撼动。政治共识、社会共识加之经济承载能力，延续了 NHS 的福利特性。而这种趋同的福利共识，更意味着政府是公民福利责任的担当者，即政府是卫生筹资者、是卫生服务组织管理者，致力于为全民提供全面的、基于需要而不是支付能力的、基本免费的医疗服务。

（二）德国：社会保障诉求与 SHI 强调政府宏观管理和监督

1883 年，德国俾斯麦政府颁布《疾病保险法案》（Sikeness Insurance Act），通过立法的形式强制要求某些行业中收入低于一定水平的雇员参加健康保险，依个人收入水平确定缴纳保费水平，并由雇员和雇主共同缴费形成疾病基金，当参保个体生病后由疾病基金补偿医疗费用。该法案体现了社会医疗保险强制性、互济性和补偿性的特征，标志着德国成为世界上第一个建立社会医疗保险制度的国家。19 世纪 70 年代，德国陷入社会经济发展的困境，劳资矛盾尤为突出。正是在这样的历史背景下，受新历史学派政策主张的影响，为缓和劳资矛盾，强化政权统治，俾斯麦政府始推出《疾病保险法案》。尽管该法案的推出并不是出于社会公平正义的考量，但不可否认的是，其开创了以国家强制方式建立劳动者保护制度的先河，对德国乃至世界其他国家，以社会医疗保险为主体的医疗保障模式的发展至关重要。

第二次世界大战后，"社会市场经济"作为一种关于社会经济秩序的理论思想对德国现代医疗保障制度的建立产生了深远影响。社会市场经济理论，在市场经济之前冠以"社会"一词，是指其所主张的市场经济既不同于传统的自由放任的市场经济，又不同于中央集中管制的统制经济，而是一种有社会秩序的、实现社会公正的市场经济制度（谢汪送，2007）。"社会秩序"的构建以及"社会公正"的实现，其实正是依赖于必要的社会保障制度。社会市场经济理论强调社会保障的重要性，将社会保障视为制度的重要组成部分，认为国家建立社会保障制度是对经济发展的积极干预。但正如傅殷才（1994）所述，社会市场经济理论并不认为社会保障应以政府为主体，其主张国家主要通过法律手段对社会保障进行宏观引导和管理，社会保障的具体运行应以"社会自治"为原则。上述理论主张得到德国第一大政党基民盟的认可，于二战后在德国付诸实践，既为德国创造了出色的经济成就，也为德国建立起了包括生、老、病、残、死在内完善的社会保障体系。

作为工业大国，德国现代社会保障体系以法定的社会保险制度为核心，延续了1883年俾斯麦政府以立法强制方式为劳动者建立保护制度的做法。尽管如此，这并不意味着德国仍将社会保障视为缓解劳资矛盾的工具，而是意味着德国作为现代工业国家，通过建立社会保障制度，构建企业雇主和雇员之间和谐的"社会伙伴关系"，从而促进社会公平和维护社会秩序。这具体到医疗保障领域，则表现为政府通过立法建立起法定健康保险制度（Statutory Health Insurance，SHI），强制要求年收入在一定标准下的雇员投保参加，同时其供养的家属自动免费被保；SHI由雇主和雇员共同筹资，由非营利的、非政府的、自主管理的健康保险基金会负责提供。显然，与英国政府在医疗卫生领域的全面担当行为不同，德国政府主要是通过强制推行社会互助共济的健康保险制度为医疗卫生服务筹资，并经由各健康保险基金会组织医疗卫生服务供给。德国政府这种在医疗卫生服务领域的宏观管理、调控、监督的行为其实是"有限责任政府"的表现。

（三）美国：崇尚自由主义与医疗保障强调政府"有的放矢"

1620 年载着一百多名英国清教徒的"五月花号"的到来，拉开了美国历史的帷幕。清教徒崇尚自由、独立自主、渴望主宰命运的意识经过历代美国人民的传承发扬，沉淀为美利坚民族的价值主流（田敏，李连涛，2005）。

尊重个体、自由主义至上成为美国社会坚定的价值信仰，并融入到了美国政治经济生活的方方面面。在政治上，民主党认同凯恩斯"有效需求不足"理论，主张通过国家干预经济社会生活，促进就业、消灭贫困和增进社会福利。李珍（2013）指出，"凯恩斯主义是社会保障理论发展的一个新里程碑"，原因在于凯恩斯主义将社会保障视作国家熨平经济波动的有效工具，因此，美国 1935 年基于凯恩斯主义建立的社会保障制度其实并非是对社会成员福利的真实关心，相应地保障水平也是"有限"的，是一种充分强调个人责任，国家承担有限责任的社会保障制度。共和党笃定新自由主义理论，主张推行自由放任的经济政策，强调市场机制调节经济的完善性，减少政府干预，强调福利服务应实行市场化和自我负责（于同申，2003）。在共和党执政期间，美国的社会保障政策呈收缩状态，如坚持发展私人健康保险计划、主张发展工作性福利取代救济性福利、风险医疗保障"无为而治"的理念（高连克，2007）等。在经济上，美国的经济发展与其成熟的市场经济模式分不开，即强调自由的企业制度，以及政府的短期调控和长期的市场秩序维护（刘厚俊，2000）；也与其强劲的技术自生能力分不开，即技术的自我更新和自我创新能力，在自由竞争机制下，企业是技术创新的主体（孔祥永，2014）。自由市场经济模式推动美国经济向前发展，反过来，经济发展自觉维护"自由市场"，这使得美国几乎是唯一一个没有为全民提供医疗保障的发达国家。

深受自由主义价值观念的影响，美国医疗保障制度建立发展呈现出不同于其他西方发达国家的鲜明特征广泛的私人健康保险计划辅以政府"补救式"公共医疗保障项目。因而，与英国政府在医疗卫生领域的全面担当行为不同，也与德国政府通过强制推行覆盖全民的社会健康保险实现对医疗卫生的宏观管理、调控和监督的行为不同，美国政府仅针对老年人、残疾人、低收入群体以及军人等特定人群建立公共医疗保障计划。美国政府这种"有的放矢"的行为其实更是"有限责任政府"的表现。

二、政府投入机制比较

（一）差异性分析

由于政府角色定位的不同，我们发现，三个国家政府对医院投入机制的差异性集中体现在，其一，政府投入资金来源不同。在英国，政府作为国家卫生服务制度的主力责任者，始终致力于为全民提供全面的、基于需要而不是支付能力的、基本免费的医疗服务，因而，每一财年由中央财政统一安排卫生保健支出，为包括医院在内的医疗卫生服务提供者提供经费支持。在德国，与英国政府在医疗卫生领域的全面担当行为不同，政府主要是通过强制推行社会互助共济的健康保险制度为医疗卫生服务筹资。因而，法定健康保险基金是医院费用的主要筹资来源。在美国，政府在医疗卫生领域是"有的放矢"的政府，即仅针对老年人、低收入群体以及军人等特定人群建立公共医疗保障计划，其中军人等特定群体的医疗保障计划类似于英国的国家卫生服务制度，低收入群体的医疗保障计划则由联邦政府和州政府共同筹资，老年人医疗保障计划类似于德国的社会医疗保险制度。因而，美国政府对医院的投入资金呈现多元化，除联邦财政、州财政拨款和社会医疗保险税外，还包括免税债券、贷款担保等政策性融资来源。其二，政府投入资金对医院的筹资贡献不同。在英国，医院基础设施建设费用和日常运行费用主要来自中央财政预算支出。在德国，法定健康保险基金占医院总费用的90%以上。在美国，政府投入资金不足医院总费用的50%。其三，政府参与资金分配使用的方式不同。在英国，尽管政府通过委托授权方式将NHS预算经费的分配使用交由诸多非政府机构，但可以肯定的是，政府对此仍然具有绝对的"话语权"。在德国，参与法定健康保险基金分配和使用的是各社会组织，政府主要扮演"规制"角色。在美国，政府愈来愈注重与市场化运作的私人健康保险组织合作，将"管理式医疗"引入公共医疗保障计划，如Medicare C计划实践模式以HMOs和PPOs式的"管理式医疗"为主体，90%以上的州的医疗救助计划均引入"管理式医疗"。

（二）趋同性分析

除上述不同之处外，通过前面的梳理总结，我们发现，无论是在推行国家卫生服务制度的英国，还是在实施社会健康保险制度的德国，或是在以私人健康保险计划为主体、公共医疗保障计划为补充的美国，政府对医院投入的机制也具有诸多共性。

关于政府对医院基础设施建设投入。第一，政府参与配置医院资源，通过财政预算方式为医院基础设施建设筹资。卫生资源是一种稀缺资源，卫生资源配置的公平性是起点意义上的公平，直接关系到社会成员的健康权益。因而，为确保不同地区居民对医院服务的地理可及性，进而促进健康公平，上述三个国家的政府均直接参与配置医院资源，通过卫生规划的方式投资建设医院。第二，政府不只为公立医院提供基础设施建设经费，通常也对私立医院尤其是私立非营利性医院的基础设施建设给予补贴。在英国，1990 年启动的《NHS 和社区服务法案（National Health Service and Community Care Act 1990）》，将 NHS 医院重新组建为一种半独立的非营利性组织，即 NHS 信托（NHS trusts），拉开了公立医院法人化改革的序幕。在法人化治理结构下，NHS 信托根据医院建设的需要自主申请财政预算拨款，同时也承诺向政府支付公共股息资本。也就是说，在英国，政府不再是单纯地对公立医院提供资本投入，而是对独立于政府的非营利性医院提供资本投入。在德国，被纳入地区医院计划的医院，不论其所有制结构，均可获得州财政拨款，即政府并没有将医院所有制结构作为州财政投入的考量要求。Rechel et al（2009）指出，私立营利性医院由于不愿意接受州政府对医院发展的种种规制，而更倾向于选择自主投资建设，尽管如此，政府"一视同仁"的投入原则仍然值得关注。在美国，早期的医院为非营利性的慈善组织。1946 年的《希尔-伯顿法案》和 1974 年的《国家卫生规划和资源开发法案》，促成美国以地方政府为主体的医院服务规划模式。依据地区医院服务规划，地方政府投资举办公立医院并资助私立非营利性医院。尽管《希尔-伯顿法案》标志着政府介入医院服务领域，但美国医院始终以私立非营利性医院为主体，仅约 20% 的为政府举办的公立医院。第三，除财政预算拨款外，政府也通过其他途径为医院基础设施建设融资。正如顾昕（2013）所述，"任何国家在任何时期，政府所支配的公共资源总是有限的"，即使是发达国家也通常会出现"政府财政能力不足"的问题。政府的财政筹资能力直接影响着其对医院基础设施建设的投入规模，当财政投入能力不足时，各国政府都在积极寻找其他融资途径，如允许医院向银行贷款、发行免税债券、接受社会捐赠，以及与社会资本合作甚至是私有化。

关于政府对医院日常运行经费投入。无论是英国的中央财政预算，还是德国的法定健康保险基金，或是美国的 Medicare、Medicaid 和 CHIP 基金，均通过合同方式向医院购买服务，即形成了政府购买医院服务的公共契约模式（public contract model）。在公共契约模式下，公共资金持有者（各级财政或社会健康保险基金）通过契约的方式选择符合条件的公立医院、私立非营利性医院甚至是私立营利性医院为公共保障项目覆盖人群提供服务（Docteur & Oxley，2003）。这在无形中促进了各类医院之间的竞争，促使其注重服务效率和服务质量。在合同购买基础上，三个国家均在积极探索以 DRGs 为主的预付制医院费用支付方式。美国最早于 1983 年在 Medicare 计划中引入 DRGs 方式支付患者的医院费用，即 MS-DRGs。之后，澳大利亚、奥地利、比利时、加拿大、德国、丹麦、芬兰、挪威、波兰、法国、瑞士、瑞典、英国等众多国家纷纷效仿，研究开发本国的 DRGs 支付体系。其中，德国以澳大利亚 DRGs 版本为基础研发形成 G-DRGs 支付体系；英国则按照 DRGs 的基本原理开发形成基于医疗资源利用组（healthcare resource groups，HRGs）的医院费用支付体系。

上述趋同性分析给我们这样一些启示。英国、德国和美国作为三种截然不同的医疗保障制度的典型代表国家，政府在医院筹资中所扮演的角色"或大或小"，但其共同的责任在于，一方面注重维护健康公平，即保障所有社会成员对医院服务的地理可及性和经济可及性。三个国家的政府都通过财政投入为医院基础建设筹资，都通过特定的医疗保障计划为人群分担医院服务费用。究其根本，正是在于医疗服务市场和医疗保险市场的失灵，导致了卫生资源配置的低效率，伤害了社会成员对医疗服务的可及性，为确保广大社会成员获得必要的医疗服务，政府有必要采取各种措施对医疗服务领域和医疗保险领域进行干预。另一方面注重提升资金效用，即运用相对有限的资金尽可能地促使医院服务的最大化、最优化，因而，三个国家的政府都通过合同购买机制加强医院之间的竞争，都通过以

DRGs 为主的预付制支付方式管控医院的服务质量和服务费用。此外，还需补充的一点是，即使是发达国家也通常会出现"政府财政能力不足"的问题，因而三个国家的政府均不同程度地尝试构建多元化的融资途径，以解决医院基础设施建设资金困难的问题，这必然影响公立医院的规模并加速医院体系的公私混合。对此，三个国家的政府在为社会成员购买医院服务时，也在逐渐淡化"医院"公立或私立的身份，所选择的"医院"并没有局限于公立医院。不论是英国建立"内部市场机制""合作政府"，还是德国强调政府规制与社会自治有机结合，或者是美国"重塑政府"行动，三个国家政府购买医院服务的行为，其实体现了受 20 世纪 80 年代新公共管理理论和治理理论的影响，这些国家强调政府与市场、第三方组织的良性互动。

三、政府投入机制评价

延续上一部分的讨论，三个国家政府对医院的投入机制呈现一定的趋同性。尽管如此，在英国，政府既是医院服务的主要筹资者，也是医院服务的主要组织者和管理者；在德国，政府经由社会健康保险为医院服务筹资，并与广大的社会组织协作管理医院；在美国，政府为军人等特定群体建立起类似英国 NHS 的保障体系，除此以外，政府更依托私立非营利性医院为广大社会成员提供服务，并且仅为老年人、低收入人群和儿童等购买医院服务。政府角色定位的差异性，直接决定了政府对医院服务的管控程度，这是否会对整个医院体系的资源配置水平、医疗费用水平以及服务供给成效产生影响？本文将对此进行深入探究。

（一）医院资源配置与费用支出

图 6 - 1 显示了 2000 年和 2014 年（或最近年份）OECD 国家每千人口

急重症病床数。除个别国家（韩国和土耳其）外，大多数 OECD 国家 2014
年每千人口急重症病床数较 2000 年均有所降低。其中，英国每千人口急
重症病床数从 3.2 张降低到 2.3 张（减少 0.9 张）；德国每千人口急重症
病床数从 6.8 张降低到 6.2 张（减少 0.6 张）；美国每千人口急重症病床
数从 3.0 张降低到 2.5 张（减少 0.5 张）。尽管与 2000 年相比，德国 2013
年千人口急重症病床数量已明显减少，但具体指标值在 OECD 国家中位列
第三名，远高于 OECD 国家的平均水平（3.6 张/每千人）。而美国每百万
人口医院数量则相对较低，远低于 OECD 国家平均水平。英国 2014 年每
千人口急重症病床数量仅略高于墨西哥、智利和加拿大，位列 OECD 国家
的第 31 位。

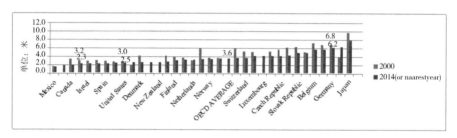

图 6-1 OECD 国家每千人口急重症病床数量（2000，2014 年或最近年份）

数据来源：OECD 数据库，http://stats.oecd.org/.

如图 6-2 所示，与 2000 年相比，各个国家 2014 年人均医院费用均有
所增加。其中，德国 2014 年人均医院费用是 2000 年指标值的 1.9 倍，美
国 2014 年人均医院费用是 2000 年指标值的 2.1 倍。2014 年，美国医院总
费用占 GDP 比重为 5.6%，人均医院费用为 3047.9 美元，均高于其他
OECD 国家；英国医院总费用占 GDP 的比重为 3.7%，人均医院费用为
1504.6 美元；德国医院总费用占 GDP 的比重为 3.2%，人均医院费用为
1510.4 美元。

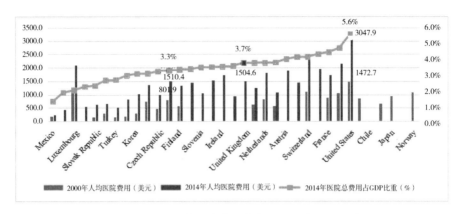

图 6 - 2　OECD 国家医院费用支出（2000 年，2014 年）

数据来源：OECD 数据库，http：//stats. oecd. org.

总体说来，如表 6 - 1 所示，美国医院费用支出水平显著高于英国和德国，位列所有 OECD 国家中的首位，而医院数量及床位数配置水平则相对较低；德国在三个国家中医院资源最为充足，医院费用支出水平最低；英国医院费用支出水平与德国基本相当，但每千人口医院急重症床位数低于德国。

表 6 - 1　英国、德国和美国医院相关指标值在 OECD 国家中的排名（2014 年）

	每百万人口医院数量	每千人口急重症病床数	医院总费用占 GDP 比重	人均医院费用
英国	—	31	11	12
德国	6	3	18	11
美国	24	26	1	1

（二）医院服务利用

图 6 - 3 显示了 2000 年及 2014 年（或最近年份）OECD 国家每十万人口出院人数。与 2000 年相比，2014 年，德国每十万人口出院人数显著增

加，英国则有所降低，美国每十万人口出院人数变化不大。2014 年，德国每十万人口出院人数为 25602 人，位列 OECD 国家第二名，远高于 OECD 国家平均水平；英国与美国每十万人口出院人数相近，均低于 OECD 国家平均水平。

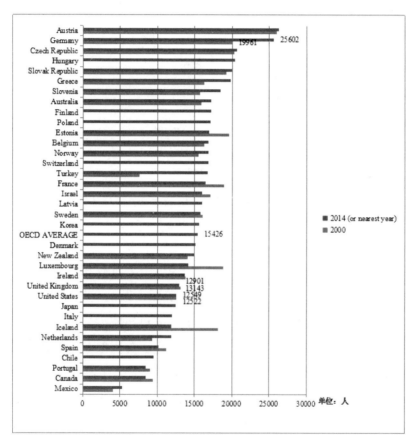

图 6 - 3　OECD 国家每十万人口出院人数（2000 年，2014 年或最近年份）

数据来源：OECD 数据库，http：//stats. oecd. org.

从医院急重症病床利用情况来看，如图 6 - 4 所示，2014 年，英国急重症病床利用率为 84.3%，德国为 79.6%，均高于 OECD 国家平均水平；美国为 62.9%，位列 OECD 国家末位。同年，英国急重症住院患者平均住院时间为 6 天，美国为 5.4 天，均低于 OECD 国家平均水平；德国为 7.6 天，高于 OECD 国家平均水平。

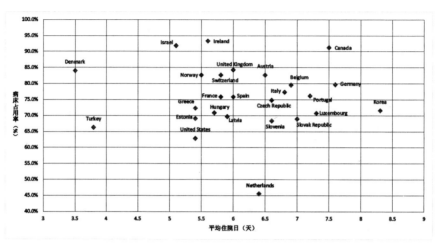

图 6 -4 OECD 国家急重症病床利用率及平均住院日（2014 年）

数据来源：OECD 数据库，http：//stats. oecd. org/.

　　综合医院服务利用情况，可以认为，德国由于具有相对充足的医院资源，每十万人口出院人数显著高于英国和美国，医院病床使用率也较高，但平均住院日时间仍较长；英国医院每十万人口出院人数虽相对较低，但医院病床使用率较高，平均住院日时间也较短；美国医院平均住院日时间低于英国和德国，但每十万人口出院人数与病床使用率水平均较低。对此，需要指出的是，近年来美国十分重视利用医院门诊服务，如早在 2003 年，美国日间手术已占所有外科手术的 83.5%（安焱，王振军，2007），在一定程度上降低了疾病住院率（2000 年 - 2013 年，美国医院门急诊人次数增加 31.3%，住院服务人数仅增加 5.8%），进而影响住院服务利用水平。

（三）医院服务绩效

　　在 2000 年的世界卫生报告《卫生系统：改进业绩》的引领下，绩效评价成为有效监督和管理医院服务科学方法之一。医院绩效评价在各国卫生系统得到普遍认可，许多国家也纷纷建立了医院绩效评价指标（赵苗苗等，2011）。如在英格兰，卫生部建立了国家绩效评价框架（National Performance Assessment Framework），包括一系列针对医院服务的绩效监测标准（质量、安全、反应性），所有医院都被要求参加地区年度调查，调查结果在互联网公示并与财政激励相关联。在美国，由国家卫生保健机构评审联合委员会（JCAHO）对医院进行绩效评价，其绩效评价方案涵盖了临床服务质量、病人满意度、财务状况等指标。WHO 欧洲办公室也于 2003 年发起医院绩效评价项目（Performance Assessment Tool for Quality Improvement in Hospitals，PATH），提出涵盖临床有效性、以病人为中心、生产效率、安全、员工发展与组织管理的六维度医院绩效评价方法（WHO，2003）。由于未能获得统计口径一致且公开的、直接反映不同国家医院绩效水平的数据信息，本部分主要借鉴已有文献对英国、德国和美国卫生系统绩效以及医院服务绩效的评价结果。

1. 联邦基金（The Commonwealth Fund）——部分国家卫生系统绩效评价结果（2014）

联邦基金（The Commonwealth Fund）是美国的私立基金会组织，致力于提升卫生系统绩效，以确保卫生服务可及、优质和高效。一直以来，联邦基金资助开展了系列卫生政策研究，其中就包括 2004 年启动的"镜子（Mirror Mirror on the Wall）"项目。该研究通过系统比较美国与包括澳大利亚、加拿大、法国、德国、荷兰、新西兰、挪威、瑞典、瑞士和英国在内的 10 个 OECD 国家卫生系统绩效水平，旨在为美国和其他国家持续提升卫生系统效能提供政策依据。该研究从服务质量（Quality Care）、可及性（Access）、效率（Efficiency）、公平性（Equity）、人群健康状况（Health Lives）五个方面考量卫生系统绩效。其中，服务质量包括有效性、安全性、协同性和以病人为中心四个维度；可及性包括患者对卫生保健的

表6-2　卫生系统绩效评价（2014年联邦基金研究报告）

	AUS	CAN	FRA	GER	NETH	NZ	NOR	SWE	SWIZ	UK	US
1 服务质量（排名）	2	9	8	7	5	4	11	10	3	1	5
1.1 有效性（排名）	4	7	9	6	5	2	11	10	8	1	3
1.2 安全性（排名）	3	10	2	6	7	9	11	5	4	1	7
1.3 协同性（排名）	4	8	9	10	5	2	7	11	3	1	6
1.4 以病人为中心（排名）	5	8	10	7	3	6	11	9	2	1	4
2 可及性（排名）	8	9	11	2	4	7	6	4	2	1	9
2.1 可负担（排名）	9	5	10	4	8	6	3	1	7	1	11
2.2 及时就医（排名）	6	11	10	4	2	7	8	9	1	3	5
3 效率（排名）	4	10	8	9	7	3	4	2	6	1	11
4 公平（排名）	5	9	7	4	8	10	6	1	2	2	11
5 健康水平（排名）	4	8	1	7	5	9	6	2	3	10	11
总体情况（排名）	4	10	9	5	5	7	7	3	2	1	11

前2名　后2名　中间

数据来源：Davis et al（2014）.

经济可及性和时间可及性（是否能及时就医）；效率，则侧重考量基于一定的卫生投入水平，卫生系统产出是否实现最大化，相关衡量指标有患者在过去两年内是否接受了重复检查、患者出院后是否因并发症再入院或看急诊、检查报告是否按时送达医师办公室等；公平性，主要调查不同经济收入水平的人群能否平等享有医疗卫生资源；健康水平，主要通过未及时有效救治所导致的死亡率、婴儿死亡率、60 岁以上老年人群健康期望寿命三个指标衡量。

自 2004 年以来，该研究已形成 2004、2006、2007、2010、2014 五个版次的研究报告。2014 版研究报告显示，在 11 个国家中，英国卫生系统绩效排名第 1，德国第 5，美国第 11。其中，英国卫生系统的服务质量、可及性、效率均排名第 1，公平性仅次于瑞典，排名第 2。德国卫生系统的可及性较好，排名第 2，公平性指标排名第 4，效率水平较差，排名第 9。美国卫生系统有效性、以病人为中心排名第 3、第 4，可及性、效率、公平性、健康水平等指标均为最差。

2. OECD——部分国家医院绩效评价结果（2007）

OECD 经济部第 555 期工作报告发布了对部分国家医院绩效评价结果。该报告主要从两个层面对美国、法国、澳大利亚、瑞典、冰岛、挪威、德国、法国、英国医院服务绩效予以评价。其一，通过比较 DRGs 单元成本评价医院服务绩效。具体方法是选取了临床干预标准一致的 7 类 DRGs，分别比较不同国家该 7 类 DRGs 的单元成本，以成本值最低的国家作为标杆，分析其他国家的降低医院服务成本的潜力。如图 6 - 5 所示，分析结果显示，在 10 个国家中，美国医院服务成本降低潜力最高，为 48%；英国为 12%，排名第 9；德国为 32%，排名第 7。

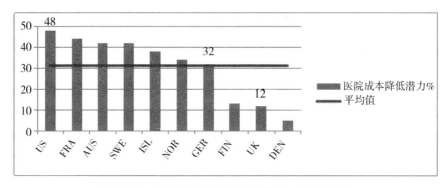

图 6 – 5 部分国家医院成本降低潜力（2006 年）

数据来源：Erlandsen（2007）.

其二，通过文献研究法，综述已有文献对部分国家医院效率的评价结果。具体方法是：基于一定的标准进行文献筛选，如文献使用的效率分析方法为数据包络法（DEA）、文献所研究的效率为"技术效率"等，比较分析不同文献的研究结论。从文献综述结果来看，一方面，多数文献基于DEA 分析法研究某个国家不同医院的技术效率，以评价该国家哪些医院技术效率相对较高。通过分析这类文献，可以了解某个国家不同医院效率分值的离散程度，离散程度高意味着该国家医院效率存在较大差距，部分医院技术效率仍有大的提升空间。分析结果如图 6 – 6 所示，澳大利亚、意大利、美国医院效率的离散程度相对较高；挪威、西班牙较低，德国、英国居中。另一方面，部分文献研究某个国家国家或地区医院整体效率。分析结果显示，美国医院整体效率相对低于欧盟国家（表 6 – 3）。

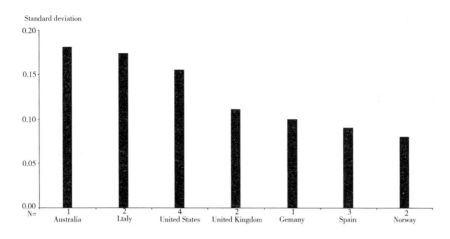

图6-6 部分国家医院技术效率离散程度

数据来源：Erlandsen（2007）.

表6-3 部分国家医院技术效率得分（DEA）

	文献数量	效率得分		
		平均值	中位数	最小值
Hospitals USA	48	0.834	0.860	0.600
Hospitals EU	17	0.892	0.897	0.751

数据来源：Erlandsen（2007）.

以上我们对英国、德国和美国三个国家医院体系的资源配置水平、费用支出水平以及服务供给成效进行了梳理。从中可以看到，以国家卫生服务制度为主体的英国，能够较好地控制医院费用支出水平，并同时确保医院服务具有较高的效率和良好的服务质量。尽管这在一定程度上是基于对病人自主权进行限制，但总体说来英国医院体系的成就和效能值得肯定，这得益于政府通过不断地改革来强化其对医院的规制，并对医院建立起财务上的预付制度。以社会健康保险制度为主体的德国，医院服务供给相对充分，能满足人们多方面的需求，而且费用支出水平适中，政府财政压力小。德国经由广泛的社会组织来规制医院服务，法定健康保险基金和医院之间互相协商共同参与管理健康保险基金支出，在此种情况下，医院自身也有责任来管理公共支出，这有利于控制不合理的医疗费用支出。以私人健康保险为主的美国，能为社会成员提供舒适而优质的医院服务，并且最大程度地满足个体的服务需求，但这以昂贵的服务费用为代价。高费用支出伴随着高管理成本和低服务效率，并且直接影响人群对医院服务的可及性。究其原因，除去技术进步等因素的影响，这与美国主要依赖市场或是商业保险公司规制医院服务不无关系。

第七章

完善我国政府对医院投入机制的对策建议

政府在卫生领域具有不可推卸的筹资责任。一直以来，完善政府卫生投入机制是世界卫生政策研究的热点，更是我国新一轮医改的关键问题。其中，医院作为重要的卫生服务提供者占有了大量的卫生资源，政府对医院的投入尤为值得关注。在前面的章节，我们探讨了不同国家在不同的经济社会文化环境和医疗保障制度下所形成的政府对医院的投入机制，如何合理借鉴这些国际经验来完善我国政府对医院的投入机制是本研究的落脚点。诚然，在经济社会文化背景方面，我国与这些国家存在诸多差异，如我国正处于向中等收入国家迈进的进程，经济发展水平较发达国家仍有一定差距，因而简单的复制移植某一国家的做法并不可行。本章通过全面回顾我国政府对医院投入的制度环境和实践历程，分析现阶段面临的主要问题，最后有针对性地借鉴前述国际经验提出完善我国政府对医院投入机制的对策建议。

一、我国政府对医院投入的制度环境

（一）我国卫生事业的基本性质

卫生事业的性质至关重要，决定着国家和市场的关系和社会边界，决定着医疗卫生服务的主要筹资渠道和服务方式（刘继同，郭岩，2007）。1949 年新中国成立后，社会主义中国将促进社会公平置于国家发展的优先地位（傅虹桥，2015），明确提出卫生事业是"社会福利事业"，政府应该在医疗卫生领域承担福利责任。直至改革开放之前，政府和社会各界均就此达成共识。改革开放以来，尽管我国一度重申"卫生事业属于社会主义福利事业"，但由于我国经济体制的转变，"在社会主义市场经济体制下，卫生事业的基本性质如何厘定"，成为当时卫生工作争议的焦点问题。围绕福利性、公益性和商品性的卫生事业性质争论持续了 10 余年之久，但并未有明确定论。1990 年，时任国务委员的李铁映同志在全国卫生厅（局）长会议代表座谈会上提出，"卫生事业应该实行'有公益性的福利事业'""我国是社会主义国家，必须坚持卫生事业的福利性质，但是不能实行完全由国家包下来、统起来的制度""作为公益事业，原来我们在这一方面比较弱，还应该发展，但其发展要同我国的经济发展和人民的收入水平相适应"（李睿，宋森，1991）。这次讲话为我国深化卫生改革，明确新时期卫生事业的基本性质指明了方向。1997 年 1 月 15 日，我国发布《中共中央、国务院关于卫生改革与发展的决定》（中发［1997］3 号），提出"我国卫生事业是政府实行一定福利政策的社会公益事业"。自此，"公益性"成为新时期我国卫生事业发展的基本属性。2009 年《中共中央、国务院关于深化医药卫生体制改革的意见》（中发［2009］6 号）再次强调，深化医疗卫生体制改革要"坚持公共医疗卫生的公益性质"。

"公益事业"是利他主义服务活动的总称，包括公民个人、法人团体无偿、低偿、自愿和不以营利为目的的助人行为和各种善举；"福利事业"则属于国家社会福利政策规范调整范畴，属于典型的政府行为（刘继同，郭岩，2007）。我国卫生事业的性质从"社会主义福利事业"向"政府实行一定福利政策的社会公益事业"的转变，体现了我国卫生事业从最初完全归属于政府行为，转为由政府主导但同时强调社会广泛参与的公共事业行为，政府是发展卫生事业的主要责任者，而不是唯一责任者。

（二）我国医疗保障制度的发展与演变

我国医疗保障制度是我国卫生事业发展取向的政策体现。从建国初期建立公费医疗和劳保医疗制度以来，我国医疗保障制度植根于我国特有的经济社会文化环境，呈现出城乡二元制的结构特点，并在经济体制改革的浪潮中经历改革与制度变换，至今初步建立起以涵盖医疗救助、基本医疗保险和商业健康保险的多层次的医疗保障体系。以下按照时间序列，结合我国经济体制改革背景梳理我国医疗保障制度的发展历程。

1. 建国初期至 1978 年

新中国成立后，我国将卫生事业定性为社会主义福利事业，基于当时的计划经济体制和城乡二元结构，先后在城市地区和农村地区分别建立起公费医疗、劳保医疗制度和合作医疗制度。

在城市地区：根据我国 1952 年发布的《中央人民政府政务院关于全国各级人民政府、党派、团体及所属事业单位的国家工作人员实行公费医疗预防的指示》和《国家工作人员公费医疗预防实施办法》，公费医疗制度的主要覆盖对象是全国各级人民政府、党派、团体和各级文化、教育、卫生、经济建设事业单位工作人员，以及受长期抚恤的在乡革命残废军人和住荣军院校的革命伤残军人；公费医疗经费由各级人民政府列入财政预算，并由各级卫生行政机关掌握使用；覆盖对象门诊、住院所需的诊疗费、手术费、住院费、处方药费，均由公费医疗预防经费拨付，但住院膳食费和交通费由患者本人负担。根据我国 1951 颁布的《中华人民共和国劳动保险条例》，劳保医疗制度的主要覆盖对象为国有企业、集体企业职工及其供养的直系亲属；所需经费来源于企业缴纳的劳动保险金，劳动保险金由各企业行政方面或资方全额负担，不得在员工工资内扣除或向员工另行征收；职工本人因病在企业医疗所、医院或特约医院发生的治疗费、住院费和普通药费可全额报销，职工供养的直系亲属可在该企业医疗所、医院或特约医院免费诊治，普遍药费减半。显然，公费医疗和劳保医疗制度由国家财政或企业承担，可以被视为面向城镇职工的免费医疗制度。

在农村地区，合作医疗制度是随着五六十年代农村地区合作化运动而发展起来的，"是农民群众基于自愿互利原则，依托社会主义集体经济组织建立起来的一种社会主义集体福利制度"（胡善联，2003）。至20世纪70年代中期，我国近90%的农村地区建立了合作医疗制度。由于当时我国农村地区经济发展水平较低，合作医疗筹资能力有限，仅能对农村居民常见病多发病给予基础性防治，尽管如此，合作医疗制度的推行对确保我国农村居民逐步享有初级卫生保健具有重要意义。国际社会将合作医疗制度誉为"发展中国家解决卫生问题的唯一典范"。多数学者也将"合作医疗""合作医疗站（保健站）"和"赤脚医生"并称为我国计划经济体制下解决广大农村地区缺医少药问题的三件法宝（李珍，2013）。

2. 改革开放初期

公费医疗和劳保医疗制度的实施对保护劳动者健康起到了积极的作用，但制度运行过程中出现的经费超支问题、卫生资源浪费问题，使得政府和企业不堪重负（宋晓梧，2009）。1978年以来，随着我国社会主义市场经济体制的建立，公费医疗和劳保医疗制度的弊端更加凸显。如三资企业、私营企业、个体工商户大量出现，企业所有制结构发生重大变化，原有的公费医疗、劳保医疗覆盖面越来越窄；地方经济发展的不平衡、企业经营状况的好坏，直接影响公费医疗和劳保医疗的经费保障水平，进而影响职工医疗保障水平；劳保医疗限制了市场经济环境下劳动力的流动。面对上述种种问题，20世纪80年代至90年代初期，我国各地开始对该两项制度进行积极的改革，改革措施大体分为三种情况：第一，针对需方实施费用分担，一般门诊自付比例为10%－20%，住院自付比例低于门诊自付比例；第二，针对供方改革支付方式，如按人头将医疗经费拨付给医院，由医院自主管理经费使用，结余部分可按比例留用；第三，探索建立社会医疗保险制度。前面两种改革措施以控制医疗费用为目的，尽管取得了一定的成效，但从长远来看，碎片化改革的效果始终是有限的，并没有解决制度筹资不稳定和社会化程度低的问题。第三种改革措施则对该两项制度进行了全局性和根本性的变革，提出建立面向所有城镇职工的统一的医疗保险制度，由单位和职工共同缴费形成社会化管理的医疗保险基金，为我国新时期城镇职工基本医疗保险制度的建立奠定基础。

在农村地区，随着改革开放以来家庭取代集体经济重新成为农业生产的基本经营单位，以集体经济为依托的、自愿组织发展起来的合作医疗制度快速解体。王禄生、张里程（1996）指出，到20世纪80年代中期，我国继续实行合作医疗制度的行政村已不足5%。而随着合作医疗制度的解体，在之后约20年的时间里，我国农村地区居民看病就医几乎没有任何形式的筹资制度保障，这与城市地区是截然不同的。

3. 1997年至今

1997年以来，为逐步改善我国卫生事业发展与经济建设和社会进步不相适应的局面，我国全面启动了医药卫生体制改革。国家先后出台了《中共中央、国务院关于卫生改革与发展的决定》（中发〔1997〕3号）、《国务院办公厅关于城镇医药卫生体制改革的指导意见》（国办发〔2000〕16号）、《国务院办公厅转发国务院体改办等部门关于农村卫生改革与发展的指导意见》（国办发〔2001〕39号）、《中共中央、国务院关于深化医药卫生体制改革的意见》（中发〔2009〕6号）等系列政策意见，为新时期卫生事业发展厘清方向。在卫生改革的进程中，我国先后建立起城镇职工基本医疗保险制度（以下简称"职工医保"）、新型农村合作医疗制度（以下简称"新农合"）、城镇居民基本医疗保险制度（以下简称"居民医保"），逐步构建形成以社会医疗保险制度为主体、医疗救助和商业健康保险为补充的多层次医疗保障体系。

职工医保的建立，以我国 1998 年 12 月 14 日颁布的《国务院关于建立城镇职工基本医疗保险制度的决定》（国发〔1998〕44 号）为起点，于 1999 年 1 月 1 日正式启动。根据国发〔1998〕44 号文件规定，城镇职工基本医疗保险制度覆盖城镇所有用人单位职工，由用人单位和职工共同筹资（用人单位缴费率为职工工资总额的 6% 左右，职工缴费率为个人工资收入的 2%），建立基本医疗保险统筹基金和个人账户，通过费用共担方式对职工本人发生的门诊和住院费用予以合理补偿。城镇职工基本医疗保险制度的建立，标志着我国城镇医疗保障制度从政府保障向社会医疗保险制度的转变，对我国现代医疗保障制度的建立发展具有里程碑式意义。

在以职工医保为主体的城镇医疗保障制度发展的同时，2002 年 10 月 19 日，《中共中央、国务院关于加强农村卫生工作的决定》（中发〔2002〕13 号）提出，逐步建立新型农村合作医疗制度，重点解决农民隐患传染病、地方病等大病而出现的因病致贫、返贫问题。2003 年 1 月 16 日，国务院办公厅转发卫生部等部门《关于建立新型农村合作医疗制度意见》，这标志着我国全面启动在农村地区建立新型农村合作医疗制度。与传统农村合作医疗制度相比，新农合由政府组织实施，农村居民自愿参加，实行个人缴费、集体扶持和政府资助相结合的筹资机制，是以大病统筹为主的医疗互助共济制度。新农合最大的特点在于政府承担了大部分筹资责任，不再是自主化的社区医疗互助制度，而属于社会医疗保险的范畴。新农合的建立结束了我国农村地区居民在相当长一段时间里自费医疗、自主承担医疗风险的历史，对减轻农村居民疾病经济负担、切实提高农村居民健康水平、促进农村地区经济社会发展具有重要意义。

职工医保并未把职工所供养直系亲属纳入保障范围，为此，为解决这部分城镇非从业居民的医疗保障问题，2007 年 7 月 10 日，国务院发布《关于开展城镇居民基本医疗保险试点的指导意见》（国发〔2007〕20 号），提出通过先行试点的方式逐步在全国范围内建立城镇居民基本医疗保险体系。根据文件要求，不属于职工医保覆盖范围的非从业城镇居民都可自愿参加居民医保；参保对象以家庭缴费为主，政府给予适当补助；城镇居民基本医疗保险基金重点用于参保人群住院和门诊大病医疗支出。不难发现，居民医保和新农合覆盖对象具有共性特征，即居民医保面向城镇非从业居民，而新农合覆盖人群中大部分也属于没有工作的农村居民，制度设计也基本相似，即两者均通过家庭缴费、政府资助的方式筹集资金，均以解决参保对象大病医疗需求为主要目标。然而，在我国长期以来城乡二元发展的社会背景下，两项制度相似却分离运行。对此，综合近年来居民医保和新农合制度运行情况，2016 年 1 月 3 日，国务院发布《关于整合城乡居民基本医疗保险制度的意见》（国发〔2016〕3 号），提出整合该两项制度，建立统一的城乡居民基本医疗保险制度，覆盖除城镇职工基本医疗保险应参保人员以外的其他所有城乡居民。两项制度的整合，标志着我国打破医疗保障制度城乡二元结构迈出了历史性的一步，对实现城乡居民公平享有基本医疗保险权益、促进城乡经济社会协调发展具有重要意义。

总的来说，随着我国先后建立起职工医保制度和城乡居民医保制度，我国已构建形成覆盖全民的社会医疗保险制度体系。从制度覆盖人数来看，如表 7-1 所示，截至 2014 年底，城职工医保参保人数为 2.8 亿，居民医保参保人数为 3.2 亿，新农合参保人数为 7.4 亿，三项制度合计参保人数为 13.3 亿。从制度筹资水平来看，2014 年，三项制度合计筹资总额达 12712.5 亿元，占当年卫生总费用的 36.0%。与 2000 年相比，三项制度覆盖人数和筹资水平均显著增加。系列数据无不说明我们距离全民医保覆盖的目标越来越近，社会医疗保险制度在卫生领域的地位和作用日益凸显。

表7-1 三大基本医疗保险制度参保人数及筹资总额（2000—2014年）

	城镇职工基本医疗保险制度		城镇居民基本医疗保险制度		新型农村合作医疗制度		合计	
	参保人数（亿人）	筹资总额（亿元）	参保人数（亿人）	筹资总额（亿元）	参保人数（亿人）	筹资总额（亿元）	参保人数（亿人）	筹资总额（亿元）
2000年	0.4	170	—	—	—	—	0.4	170
2005年	1.4	1405.3	—	—	1.8	75.3	3.2	1480.6
2010年	2.4	3955.4	2	353.5	8.4	1308.3	12.8	5617.2
2011年	2.5	4945.0	2.2	594.2	8.3	2047.6	13.1	7586.8
2012年	2.7	6061.9	2.7	876.8	8.1	2484.7	13.4	9423.4
2013年	2.7	7061.6	3.0	1186.6	8.0	2972.5	13.7	11220.7
2014年	2.8	8037.9	3.2	1649.3	7.4	3025.3	13.3	12712.5

数据来源：国家统计局，http://data.stats.gov.cn/easyquery.htm? cn = C01.

二、我国政府对医院投入的具体实践

（一）政策实践历程

通过以上的梳理，我们看到，新中国成立以来我国卫生事业发展经历了几十年的改革探索，从最初将卫生事业定性为社会主义福利事业，转向确定卫生事业是政府实行一定福利政策的社会公益事业；从最初建立起政府或集体经济负担的公费医疗、劳保医疗和合作医疗制度，转向构建形成政府、社会和个人共同筹资的社会医疗保险制度。我国卫生事业发展政策取向的转变，以及医疗保障制度的转换，最根本、最直接的表现即为政府在卫生领域角色的变化，从最初的完全责任担当者转为主要责任担当者。本章节正是从制度变迁的视角，分析政府基于不同的角色定位对医院投入的政策实践历程。

阶段一：非公立医院国有化，政府按照计划的方式配置和管理医院资源。

新中国成立后，我国明确卫生事业是社会主义福利事业，党和政府投入了大量资源发展卫生事业。一方面，政府积极投资建设医疗卫生机构。1951 年，中央人民政府卫生部要求中央及各行政区卫生部门应有计划地健全和发展全国现有的卫生院所，并明确"所需之经费，应根据国家财政情况，由中央政府和地方政府逐步设法解决"（陈琴，2006）。面对缺医少药的现实问题，为迅速提高医疗服务能力，国家对医院发展的政策措施是，首先将新中国成立前已有的教会医院以及其他境内外各种形式资本建立的医院收归国有，同时按照行政区划新建公立医院，包括市医院、区医院、街道医院和县医院、乡镇卫生院。在这种情况下，我国经由政府投资建设，分别在城市地区和农村地区建立起涵盖公立医院和其他各类医疗卫生机构的三级医疗预防保健网。另一方面，政府承担医疗卫生机构的运行成本。其中，政府对医院①的财政补偿政策包括以下几种情况：1. 新中国成立初期，医院按照服务成本定价，政府对医院免税，并施行"统收统支"政策，即医院收入全部上缴国家财政，同时医院的支出也全部纳入国家财政预算。2. 1953—1958 年，即第一个五年计划时期，医院按照劳务和医用物资成本定价，政府仍然对医院施行免税政策，并从 1955 年开始施行"全额管理，差额补助"的财政补偿政策，即将医院的收入与支出全部纳入财政预算管理，财政按医院实际收支差额拨款补助，医院的年终结余也全部上交。3. 1958 年至改革开放之前，为充分体现医院服务的福利性，政府在 1958、1960、1972 年 3 次大幅度降低医院服务价格，即医院服务价格低于不含劳务和固定资产折旧费用的成本，与此同时，政府于 1960 年开始对医院施行"全额管理、定项补助"的政策，通过定项补助保证医务人员的工资和福利待遇（程晓明，2013）。除政府对医院的直接财政补助外，随着公费医疗、劳保医疗、合作医疗制度的建立，政府也间接通过该三项制度补偿医院的运行成本。

阶段二：政府对公立医院"放权让利"，同时允许社会资本办医。

改革开放以来，我国进入经济社会的转轨时期。受经济体制转变的影响，政府逐步放松对医疗服务市场的管制，并注重加强对医疗卫生机构的经济管理。政府对医院投入政策的变化体现在两方面，其一，允许社会资本办医。1983 年，国务院《关于加强文教行政财务工作的几点意见》中明确指出，"除中央财政外，地方部门、厂矿企业、农村社队、党派团体和广大群众等社会各方面投入力量兴办文教科学卫生事业"；1985 年《国务院批转卫生部关于卫生工作改革若干政策问题的报告的通知》提出，为解决医疗服务供不应求的现象，鼓励社会办医、支持个体开业行医、允许

---

① 这一时期，我国的医院均为公立医院。

在职医务人员业余服务；1989 年，卫生部出台《关于开办外宾华侨医院、诊所和外籍医生来华执业行医的几条规定》，提出允许成立中外合资合作医疗机构。在上述政策的引导下，1985 年 1 月，河北职工学院女主治医师王介明自主贷款创办了 100 张病床的保定市脑血管病医院；1987 年，由农民投资兴办的广安门中西医医院在北京正式成立；1993 年，广东省第一家中外合作医院广东省东莞东华医院正式成立（冯文，陈育德，张拓红等，2003）。

其二，对公立医院施行系列"放权让利"政策。1979 年 4 月，卫生部、财政部、原国家劳动总局联合下发《关于加强医院经济管理工作试点的意见》，提出对试点地区公立医院施行"全额管理、定额补助、结余留用"的财政补助政策。根据文件要求，政府将财政对医院包工资的办法，逐步改为按编制床位实行定额补助；补助定额依据各类医院不同情况确定，协同考虑医院职工工资、补助工资、职工福利费等实际需要和经费补助的可能性；医院收支结余主要用于改善医疗条件，也可以拿出一部分用于集体福利和个人奖励；大型设备购置、房屋大修专款，每年根据财力可另行专项安排。1988 年 2 月，卫生部、财政部联合下发《医院财务管理办法》，明确"医院是医治和预防疾病、保护人民健康的社会主义福利事业单位，国家对医院实行'全额管理，差额（定额、定项）补助，超支不补，结余留用'的预算管理办法，医院年终业务收支结余按规定转入专用基金，包括事业发展基金、福利基金、职工奖励基金、院长基金。"

政府对公立医院补偿政策的转变，在一定程度上调动了公立医院的积极性，对提高医疗资源使用效率，进而缓解医疗服务供给不足有积极的作用。但同时也催生出新的问题，如驱动公立医院逐利行为，促使其过度追求高的业务收入。当时公费医疗、劳保医疗经费超支逐年增加与此不无关系。对此，1985 年前后，我国各地纷纷尝试改革公费医疗和劳保医疗对医疗服务供方的支付方式，如按人头将医疗经费拨付给医院，由医院自主管理经费使用，结余部分可按比例留用等。

总的说来，改革开放初期，我国政府对公立医院的"放权让利"政策，一方面并没有减轻甚至可能增加了政府的筹资负担，另一方面则驱动了公立医院的逐利行为，为公立医院"过度医疗"埋下伏笔。

阶段三：政府探索建立针对公立医院的多元化投入方式，同时加大对非公立医院的支持力度。

1997 年以来，我国全面启动了医药卫生体制改革，确定卫生事业是政府实行一定福利政策的社会公益事业，逐步构建形成以社会医疗保险制度为主体、医疗救助和商业健康保险为补充的多层次医疗保障体系。随着改革的推进，政府对医院的投入补偿政策呈现出以下的特点：

第一，政府逐步加大对非公立医院的支持力度。1997 年，《中共中央、国务院关于卫生改革与发展的决定》明确提出，"举办医疗机构要以国家、集体为主，其他社会力量和个人为补充"。2000 年 2 月，国务院办公厅转发国务院、体改办等八部委制定的《关于城镇医药卫生体制改革的指导意见》，提出将医疗机构分为营利性和非营利性两类进行管理；同年 7 月，卫生部、国家中医药管理局、财政部、国家计委联合制定了《关于城镇医疗机构分类管理的实施意见》，首次对非营利性和营利性医疗机构的管理进行了明确说明。2009 年 3 月，《中共中央国务院关于深化医药卫生体制改革的意见》（中发［2009］6 号）中提出，"坚持非营利性医疗机构为主体、营利性医疗机构为补充，公立医疗机构为主导、非公立医疗机构共同发展的办医原则，建设结构合理、覆盖城乡的医疗服务体系。"2010 年 11 月，国务院办公厅转发发展改革委卫生部等部门《关于进一步鼓励和引导社会资本举办医疗机构意见的通知》（国办发［2010］58 号），对非公医疗机构的准入、执业和管理做出更为详细的规定。2015 年 6 月，《国务院办公厅印发关于促进社会办医加快发展若干政策措施的通知》（国办发［2015］45 号）进一步提出，从放宽准入、拓宽投融资渠道、促进资源流动共享、优化发展环境四个方面加快推进社会资本举办医疗机构。如上所述，从 1997 年开始，我国政府出台了一系列政策逐步规范和引导非公立医院的发展。包括政府除积极引导社会资本举办非公立医院外，还提出鼓励社会资本参与特定类型公立医院改制重组；同等对待社会资本举办的非营利性医院和公立医院，对其施行同等资源使用价格；免征社会资本举办的营利性医院的营业税；将符合条件的社会资本举办医疗机构（营利或非营利）纳入医保定点医疗机构范围。

第二，强调加大政府投入，落实政府对公立医院的财政补助，规范公立医院收费项目和标准。我国卫生改革的动因之一即为公立医院公益性淡化和逐利行为。就如何纠正公立医院的趋利行为，使其回归公益性轨道，各方所达成的普遍共识是加大政府对公立医院的投入，规范财政补偿机制。对此，2009 以来国家出台的包括《中共中央、国务院关于医药卫生体制改革的意见》（中发〔2009〕6 号）、《医院财务制度》（财社〔2010〕306 号）、《关于公立医院改革试点的指导意见》（卫医管发〔2010〕20 号）、《国务院办公厅关于全面推开县级公立医院综合改革的实施意见》（国办发〔2015〕33 号）、《国务院办公厅关于城市公立医院综合改革试点的指导意见》（国办发〔2015〕38 号）等在内的系列政策文件，提出的具体政策措施是：其一，强调明确政府责任，落实对公立医院的财政补助。即同级财政按照"核定收支、定项补助、超支不补、结余按规定使用"的预算管理办法，加大对公立医院的投入，用于其基本建设、设备购置、重点学科发展、离退休人员费用支出，以及补贴政策性亏损等。其二，规范公立医院价格政策，具体包括公立医院基本医疗服务实行政府指导价，逐步取消药品加成，通过调整部分医疗技术服务收费标准、设立药事服务费、财政补给等多种方式予以补给。

第三，逐步形成政府经由社会医疗保险制度为医院服务筹资。我国覆盖全民的社会医疗保险体系的形成，意味着今后政府主要通过社会医疗保险制度为医院服务筹资。对此，我国2009年以来出台的系列公立医院改革措施均提出，发挥基本医疗保险制度的基础性作用，通过改革支付方式，强化医保对公立医院医疗服务行为和费用的调控引导与监督制约作用。

（二）问题剖析

通过以上的政策梳理，我们可以看到，自2009年我国启动新一轮医疗卫生体制改革以来，我国提出建立以政府主导、社会和个人共同参与的医院筹资补偿机制。即首先强调逐步加大政府投入，落实公立医院财政补助政策。其次强调通过三大基本医疗保险制度为医院服务筹资，同时也鼓励社会资本和民间慈善组织积极投入医院建设发展。最后强调广大社会成员在利用医院服务时应自主负担一定比例的费用。从本研究所界定的广义政府投入的视角，我国政府医院的投入方式包括财政补助、社会医疗保险筹资和吸引社会资本融资。结合该三种投入方式的实践情况，本研究认为有以下问题值得探讨。

第一，关于财政补助。根据前面政策的梳理，我国政府对医院的财政补助，一方面用于公立医院的基础建设投资、重点学科发展以及离退休人员费用，另一方面用于补贴政策性亏损。政策性亏是在政府价格政策调控的影响下，公立医院由于服务价格无法弥补业务开展所需的实际成本而产生的亏损（万红、徐周佳等，2008；王鑫、项莉，2010）。从我国当前公立医院价格政策来看，公立医院的政策性亏损主要包括提供基本医疗服务时，由于政府定价导致的收不抵支和取消药品加成后出现的亏损。此外，还需指出的是，基于我国当前的卫生筹资机制，政府除通过财政拨款的方式直接资助供方外，还兼顾补需方，即对城乡居民基本医疗保险参保者的保险缴费进行财政直补。政府也通过后者间接为医院服务筹资。

对于上述财政补偿机制，值得探讨是：1. 在分税制财政体制下，由地方财政负责对地区公立医院的基础建设和设备购置筹资，并通过财政支持的方式扶持重点学科发展和解决公立医院离退休人员经费，这都无可非议。需要考虑的是，地方财政能力是否能同时兼顾补供方和补需方？本研究之前的章节对英国、德国和美国的医院政府投入模式的分析结果显示，即使是发达国家也通常会出现政府财政能力不足的问题，进而影响政府对医院基础建设的投入规模。这提示我们，不能一味地强调加大政府对医院的投入水平，而忽视财政可负担能力。结合我国当前的经济发展水平，当财政同时兼顾补供方和补需方时，财政筹资的可持续性尤为值得关注。2. 政府对公立医院进行价格管制的做法是否妥当？本研究认为，其一，这不利于提高公立医院服务效率；其二，价格管制的做法造成了公立医院的政策性亏损，财政需要对此进行补偿，这使得政府财政负担更加沉重；其三，在社会医疗保险模式下，社会医疗保险是卫生服务支付的主体，由社会医疗保险组织和医疗服务提供者之间博弈自主定价，通过医保和医疗服务提供者互动和联动，有利于理顺医疗服务价格。政府除对公立医院进行价格管制外，还通过其他行政化手段干预公立医院的运行，如人事工资制度、药品耗材集中采购制度等。这些问题不解决，政府难以做到"管办分开"，直接影响社会医疗保险的服务购买行为。

　　第二，关于社会医疗保险付费。如前面所述，我国已构建形成覆盖全民的社会医疗保险制度体系。全民医保体系的建成，意味着我国主要使用社会医疗保险基金为社会成员购买医疗服务，通过社会医疗保险"第三方支付"形成对医患双方的制约机制，确保在为广大社会成员提供医疗保障的同时有效管控医疗费用。但在新医改启动以来，全民医疗保险的制度架构基本形成，基本医疗保险覆盖面不断拓展，保障水平也有所提高，但医药费用过快增长之势并未得到控制（顾昕，2012）。如表7-2所示，2015年我国综合医院门诊病人次均医药费用为237.5元，住院病人人均医药费用为8953.3元；与2000年相比，门诊病人次均医药费上涨1.8倍，住院病人人均医药费上涨 1.9 倍；2000—2008 年，门诊病人次均医药费用的平均增速为 6.2%，住院病人人均医药费用的增速为 5.1%；2009—2015 年，门诊病人次均医药费用的平均增速为 7.1%，住院病人人均医药费用的增速为 7.2%。同时，2009—2015 年，综合医院的病床利用率并未得到有效提升，平均住院日仍维持在较高水平。

表 7-2　综合医院病人医药费用及服务利用情况（2000—2015）

	门诊病人次均医药费		住院病人人均医药费		平均住院日（天）	病床利用率（%）
	费用（元）	增长率（%）	费用（元）	增长率（%）		
2000 年	85.8		3083.7		—	—
2001 年	93.6	9.1	3245.5	5.2	—	—
2002 年	99.6	6.4	3597.7	10.9	—	—
2003 年	108.2	8.6	3910.7	8.7	—	—
2004 年	117.7	8.8	4283.7	9.5	—	—
2005 年	126.9	7.8	4661.5	8.8	—	—
2006 年	128.7	1.4	4668.9	0.2	—	—
2007 年	136.1	5.7	4973.8	6.5	—	—
2008 年	146.5	7.6	5463.8	9.9	—	—
平均增速	—	6.2	—	5.1		
2009 年	159.5	8.9	5951.8	8.9	9.9	85.6
2010 年	173.8	9.0	6525.6	9.6	9.8	87.5
2011 年	186.1	7.1	7027.7	7.7	9.7	89.3
2012 年	198.4	6.6	7403.5	5.3	9.4	91.0
2013 年	211.5	6.6	7968.3	7.6	9.2	89.8
2014 年	224.9	6.3	8397.3	5.4	9.0	88.8
2015 年	237.5	5.6	8953.3	6.6	8.9	86.1
平均增速	—	7.1	—	7.2		

数据来源：中国卫生和计划生育统计年鉴（2001—2016）。

　　显然，建立有效的服务购买机制，借此来加强社会医疗保险对包括医院在内的医疗服务提供者的有效约束和控制，促使其为参保者提供高性价比服务，仍是当前社会医疗保险制度构建面临的深刻挑战。社会医疗保险服务购买机制的建立，强调主动性、能动性和专业性。主动性，即转变社会医疗保险被动支付服务为主动购买服务；能动性，即社会医疗保险掌握服务购买的自主权，能自主通过与医疗服务提供者谈判协商，约定医疗服务支付标准和支付方式；专业性，即社会医疗保险服务购买行为有赖于医药专业知识的支撑。而这些正是我国社会医疗保险服务购买所或缺的。

　　第三，关于吸引社会资本办医。如前所述，新医改以来，我国对社会资本办医的政策逐步明朗，这既有利于增加医疗卫生资源，扩大服务供给，满足人民群众多层次、多元化的医疗服务需求，也有利于建立竞争机制，提高医疗服务效率和质量。那么，单就非公立医院而言，自相关政策出台以来，具体发展情况如何？如表 7 - 3 所示，2009—2015 年，我国非公立医院数量明显增加，从 6240 家增加至 14518 家，平均发展速度为 115.1%；公立医院数量则逐渐减少，从 14051 家减少至 13069 家，平均发展速度为 98.8%；两者之间的数量差距逐步缩小，公立医院与非公立医院的数量比从 2.3 缩小至 0.9。同期，非公立医院年门诊诊疗人次数和入院人数也不断增加，平均发展速度分别为 115.9%、123.1%，高于公立医院服务提供量的发展速度。尽管如此，非公立医院的总服务量仍远低于公立医院，2015 年，公立医院门诊诊疗人次和入院人数分别是非公立医院的 7.3 倍和 5.8 倍。

表 7-3 非公立医院数量及服务提供情况（2009—2015）

年份	医院数量						门诊诊疗人次数						入院人数					
	公立医院		非公立医院		数量比		公立医院		非公立医院		数量比		公立医院		非公立医院		数量比
	N_1（个）	X N_1（%）	N_2（个）	X N_2（%）	N_1/N_2		O_1（万人次）	X O_1（%）	O_2（万人次）	X O_2（%）	O_1/O_2		I_1（万人）	X_{I1}（%）	I_2（万人）	X_{I2}（%）	I_1/I_2
2009	14051	—	6240	—	2.3		176890.1	—	15303.8	—	11.6		7809.7	—	678.4	—	11.5
2010	13850	98.6	7068	113.3	2.0		187381.1	105.9	16582.2	108.4	11.3		8724.2	111.7	799.5	117.9	10.9
2011	13539	97.8	8440	119.4	1.6		205254.4	109.5	20629.3	124.4	10.0		9707.5	111.3	1047.3	131.0	9.3
2012	13384	98.9	9786	116.0	1.4		228866.3	111.5	25295.3	122.6	9.1		11331.2	116.7	1396.3	133.3	8.1
2013	13396	100.1	11313	115.6	1.2		245510.6	107.3	28667.1	113.3	8.6		12315.2	108.7	1692.3	121.2	7.3
2014	13314	99.4	12546	110.9	1.1		264741.6	107.8	32465.4	113.3	8.2		13414.8	108.9	1960.3	115.8	6.8
2015	13069	98.2	14518	115.7	0.9		271243.6	102.5	37120.5	114.3	7.3		13721.7	102.3	2365.4	120.7	5.8
平均发展速度	—	98.8	—	115.1	—		—	107.4	—	115.9	—		—	109.8	—	123.1	—

数据来源：医院数量、门诊诊疗人次、入院人数来源于《中国卫生和计划生育统计年鉴 2010—2016》；环比发展速度、数量比依据相关数据计算得出。

　　显然，2009 年以来，受国家政策的鼓励和引导，非公立医院的数量快速增加，与公立医院的数量差距逐步缩小。然而，数量相当并不意味着非公立医院可以与公立医院相抗衡。由于优质医疗卫生技术人员匮乏，非公立医院的服务能力仍远弱于公立医院，两相比较，非公立医院并不具有竞争优势。为进一步促进非公立医疗机构的发展，2015 年 6 月，国务院办公厅发布《关于促进社会办医加快发展若干政策措施的通知》（国办发〔2015〕45 号），明确提出"提供基本医疗卫生服务的社会办非营利机构在临床重点专科建设、人才培养方面，执行与公立医疗同等补助政策"，再次强调"不得把医疗机构所有制行政作为医保定点前置条件，应将符合条件社会办医疗机构纳入医保定点范围，执行与公立医疗机构同等政策"，并准许社会资本利用多种融资工具进行融资。我们欣喜于国家逐步微调政策，意在强调同等对待非公立医疗机构和公立医疗机构，构建两者公平竞争的制度环境；同时，我们依然担忧的是，在当前的管理体制下，非公立医疗机构人才短缺的问题是否能得以解决，非公立医疗机构是否能真正与行政色彩浓厚的公立医疗机构公平竞争。

三、完善我国政府对医院投入机制的对策建议

（一）明确政府的角色定位，理清政府对医院投入的责任

　　1997 年以来，我国将卫生事业确定为政府实行一定福利政策的社会公益事业，体现了我国卫生事业从最初完全归属于政府行为，转为由政府主导但同时强调社会广泛参与的公共事业行为，政府是发展卫生事业的主要责任者，而不是唯一责任者。然而，在相当长的时间里，何为"政府实行一定福利政策"，政府在卫生领域的责任究竟是什么，一直是社会各界热

议的话题，我国相关政策文件中也未有明确定论。2007年，党的十七大报告始提出，"建立基本医疗卫生制度""坚持公共医疗卫生的公益性质，强化政府责任和投入，完善国民健康政策"。2009年，新医改方案进一步指出，"深化医药卫生体制改革的总体目标是，建立健全覆盖城乡居民的基本医疗卫生制度，为群众提供安全、有效、方便、价廉的医疗卫生服务""强化政府在基本医疗卫生制度中的责任，加强政府在制度、规划、筹资、服务、监管等方面的职责，维护公共医疗卫生的公益性，促进公平公正"。2012年，党的十八大报告再次强调，"按照保基本、强基层、建机制的要求，重点推进医疗保障、医疗服务、公共卫生、药品供应、监管体制综合改革，完善国民健康政策，为群众提供安全有效方便价廉的公共卫生和基本医疗服务。"从我国近期的卫生政策纲领中，我们可以清晰地看到，政府在卫生领域"实行一定福利政策"是指政府承担"保基本"的职责，着力保障广大社会成员基本医疗卫生服务需求。

理解我国政府在卫生事业发展中的角色定位，其实就是剖析政府如何承担起"保基本"的责任，实现"保基本"的目标。新医改方案明确指出，政府"保基本"的目标是，为社会成员提供安全、有效、方便、价廉的医疗卫生服务。"安全、有效"，强调基本医疗卫生服务的质量和效果；"方便、价廉"，强调社会成员对基本医疗卫生服务的地理可及性和经济可及性。也就是说，政府有责任保障基本医疗卫生服务的质量和效果，以及人群获得服务的便捷性和经济可承担，但服务并不是免费的。那么，如何实现"保基本"的目标？政府又是怎么做的？分析我国现阶段的卫生政策方针，我们可以看到，政府就"保基本"所构建的政策路径是：首先，重构卫生筹资机制，建立覆盖全民的基本医疗保险制度。之所以重构卫生筹资机制，源于我国一度较为普遍的因病致贫、因病返贫问题（看病贵），以及部分地区或人群的未就诊率、未住院率高的问题（看不起病）。WHO在2000年世界卫生报告中对所有成员国卫生系统绩效进行评价，评价结果显示，在卫生筹资公平性方面，我国位列第 188 名，属于卫生筹资公平性极低的国家之一。为改善卫生筹资的公平性，我国大力推进城镇职工基本医疗保险制度改革，在城乡先后实施新型农村合作医疗制度和城镇居民基本医疗保险制度，旨在通过建立社会医疗保险制度分散城乡居民个人医疗费用风险，确保广大社会成员对基本医疗卫生服务的可负担性。其次，完善医疗卫生服务体系，保障基本医疗服务有效供给。一方面，通过加强区域卫生规划，合理配置当前卫生资源，在农村地区健全县医院、乡镇卫生院和村卫生室三级医疗卫生服务网络，在城市地区加快建设社区卫生服务机构、城市医院二级医疗卫生服务网络；另一方面，积极推进分级诊疗制度建设，明确各级各类医疗机构诊疗服务功能定位，建立各级各类医疗卫生机构分工协作机制，保障基本医疗服务有效供给；此外，积极吸引社会资本举办医疗机构，丰富医疗服务供给资源，同时引入市场竞争机制，提高医疗服务供给效率。第三，转变政府职能，理顺管理体制，加强监管。从当前的政策措施来看，政府监管的对象一是医疗服务市场，二是医疗保险市场，三是药品市场。在医疗服务市场，政府制定医疗服务的质量规范、对医疗服务提供者和机构进行资格准入、控制医疗服务价格、审核医院投资、监控服务质量；在医疗保险市场，政府主要通过建立社会医疗保险来解决医疗保险市场失灵的问题；在药品市场，政府通过建立以国家基本药物制度为基础的药品供应保障体系，管控药品价格，保障用药安全。

可以认为，基于当前的经济社会文化环境，我国提出建立基本医疗卫生制度。围绕"保基本"的目标，当前政府在卫生领域的基本职能是，规划配置医疗卫生资源，确保基本医疗卫生服务供给；经由社会医疗保险制度筹集资金，确保社会成员对基本医疗卫生可负担；监管医疗卫生服务市场，确保基本医疗卫生服务安全有效。同时，我们还应认识到，"基本"意味着政府在卫生领域由完全责任政府转向有限责任政府，这种有限性一方面体现在政府不再全权承担卫生筹资责任，而是建立起国家、社会、个人共同参与的社会医疗保险筹资机制；另一方面体现在，政府不再全权主导医疗卫生服务供给，而是政府与市场有机结合，逐步放开医疗卫生服务市场，吸引社会资本办医以丰富医疗卫生服务供给资源。政府在卫生领域的角色转变和功能定位，决定了其对医院体系的投入责任，围绕基本医疗卫生服务均等化合理配置城乡之间、地区之间的医院资源，同时合理补偿医院提供基本医疗服务的支出。

（二）以促进健康公平、合理配置医院资源为核心，完善财政补偿机制

健康是人类生存与发展所必需的，是每一位公民的基本权利。世界卫生组织早在 1946 年即指出，"享受最高而能获致之健康标准，为人人基本权利之一；不因种族、宗教、政治信仰，经济或社会情境各异，而分轩轾"（WHO，2014）。然而，由于医疗服务市场和医疗保险市场的失灵，导致卫生资源配置的低效率，伤害了社会成员对医疗服务的可及性。也正如世界卫生组织所强调的"促进人民卫生为政府之职责；完成此职责，唯有实行适当之卫生与社会措施"（WHO，2014），为确保广大社会成员获得必要的医疗服务，政府有必要采取各种措施对医疗服务领域和医疗保险领域进行干预。政府的这种责任首先体现为公平配置卫生资源，确保医疗服务产品的提供在不同区域、不同群体之间实现合理化。就本研究所讨论的医院资源而言，亦是如此。相应地，保障医院资源配置的公平合理，也是政府财政投入的起点。

从我国近几年的政策实践来看，不少地方出现大医院建设热潮，财政投入的方向与公平合理配置医院资源背道而驰，进一步加剧了城乡卫生资源配置的差距。根据中国卫生和计划生育统计年鉴（2016），2005 年—2015 年，我国三级医院的数量持续增加，从 946 家增加至 2123 家，平均增速为 8.4%，其中 2006、2007、2012、2013 年的增速超过 10%；2015

年，城市地区每千人口床位数8.27张，农村地区每千人口床位数3.71张。对此，如何建立科学的财政投入机制，促进医院资源的合理配置？从国际经验来看，规划先行，以科学的医院资源配置规划指导政府财政投入行为的做法值得借鉴。首先，以满足区域内全体居民的基本卫生服务需求为目的，对区域内医院的数量、床位、人员和设备等资源进行统筹规划，并明确不同医院的功能定位；其次，以规划作为投入的基本依据，对医院资源薄弱地区予以重点扶持，同时控制资源过剩地区医院规模的盲目扩大；第三，根据医院的功能定位，对其承担的特定职能予以财政专项补助，如县级医院除负责疾病诊治外还需承担对乡镇卫生院、村卫生室的业务技术指导和卫生人员进行培训，由此产生的费用应由财政负担，再如城市大医院需承担医学教育与科研职能，财政应给予扶持。

此外，本研究前几章节对英国、德国和美国的医院政府投入模式的分析结果显示，即使是发达国家也通常会出现政府财政能力不足的问题，进而影响政府对医院基础建设的投入规模。这提示我们，不能一味地强调加大政府对医院的投入水平，而忽视财政可负担能力。结合我国当前的经济发展水平，当财政同时兼顾补供方和补需方时，财政筹资的可持续性尤为值得关注，对此，发达国家通过政策准入吸引社会资金为医院基础建设融资、促进政府与社会资本协作的做法也值得我们借鉴。

（三）以加强竞争、促进医院服务优质高效为核心，建立社会医疗保险主导的医院服务购买机制

随着我国社会医疗保险制度的建立以及制度全民覆盖目标的实现，使得政府转由社会医疗保险为广大社会成员购买医院服务成为现实。而建立社会医疗保险主导的医疗服务购买机制，也是政府转变职能、构建新型治理模式的契机。20世纪80年代以来兴起的新公共管理理论和治理理论，强调政府与市场、第三方组织积极互动，对西方国家政府管理实践产生了

深远影响，在前述三个国家政府对医院投入的政策实践中我们也有深切的体会。对此，本文认为，建立社会医疗保险主导的医院服务购买机制，应注重政府与市场、第三方组织的良性互动，从以下几方面着手，加强医院间的竞争，促进其为参保者提供优质高效的服务。

第一，服务购买应建立在协商谈判的基础上。德国是社会医疗保险制度的典型代表国家，德国法定健康保险组织医疗服务供给的基本途径即为法定健康保险基金与医疗服务供给者之间的协商谈判。谈判的主要参与者通常不是单个健康保险基金会和单个医疗服务提供者，而是地区健康保险基金协会和医疗机构协会，政府并不参与进来。双方通过透明平等的交流互动，就医疗费用支付达成共识，通过合约的方式形成服务购买关系。显然，引入谈判机制，能有效化解医疗保险方与医疗服务提供方之间的利益冲突，促进双方互相合作，这既可以使参保人及时得到必需的医疗服务，也有利于保险机构控制医疗成本，实现可持续发展（周尚成，2010）。然而，当前我国社会医疗保险主要通过行政强制手段组织管理医院服务，尽管为降低行政管理的负面影响，部分地区医保经办机构也主动征求医疗机构的意见，但这都不能算作真正意义上的协商谈判（王宗凡，2011）。而国家层面也没有形成明确的医保谈判规则和框架。对此，有必要建立一定的激励机制调动医保经办机构开展谈判的积极性，边谈边建，通过不断地实践经验积累探索建设谈判机制。

第二，服务购买应借助医学专业力量。自20世纪90年代以来，英国NHS改革的最大的特点在于建立形成了服务购买者与提供者分离（purchaser-provider split）机制。其中，NHS信托和NHS基金信托是NHS医院服务的提供者，需要通过竞争的方式获得NHS预算。扮演服务购买者角色的不是政府，而是受政府委托的临床专业人员团体。这个团体最初被称为全科医生资金持有者，后更名为初级卫生保健信托，2013年以来则为临床服务委托机构（clinical commissioning groups，CCGs）。CCGs的成员为地区开业的全科医师，以临床为导向来购买服务，即 CCGs 为临床导向型机构（NHS Commission Board，2012）。全科医师对社区居民的健康状况最为了解，也最了解他们的健康服务需要，这也正是 CCSs 由全科医师主导购买服务过程动因所在（Naylor，2013）。英国该种以临床为导向为居民购买医疗服务的做法，既能合理满足居民服务需要，也有利于合理管控卫生费用，值得我们借鉴。当前，我国分级诊疗制度处于起步阶段，将社会医疗保险服务购买与分级诊疗制度构建紧密结合，充分发挥全科医师健康"守门人"和卫生费用"守门人"的角色，有利于合理配置医疗卫生资源，切实促进基本医疗卫生服务公平可及。

第三，服务购买应充分推动医院之间的竞争。德国和美国的医院服务体系都是典型的公私混合体系，私立非营利性医院和私立营利性医院占有相当大的比重。德国的法定健康保险和美国的公共医疗保险计划在为参保人购买医院服务时，均没有把医院的"身份"作为考量的标准。也就是说，任何类型的医院，只要符合医疗保险计划对服务提供者的基本要求，并且能与医疗保险机构就服务提供方式和费用支付等形成共识，都可以成为医疗保险计划的合约医院。在英国，一直以来，尽管 NHS 医院服务提供者都是公立医院，但 2012 年出台的《健康与社会服务法案（Health and Social Care Act 2012）》明确提出，允许 NHS 向私立卫生服务提供者购买服务。在大多数国家的医疗服务体系中，公立医院作为政府预算单位，缺乏改善服务的内在动力，都不同程度地存在服务效率低下和服务质量低劣的问题。对此，上述通过服务购买引入市场竞争机制，促使医院转变观念、提升服务质量和效率的做法值得我国借鉴。

第四，以服务购买推动医疗服务价格形成机制的转变。从前面三个国家的经验来看，医疗保险机构支付医疗服务的价格一般是通过与医疗服务提供者的谈判协商而确定。以美国 Medicare 计划为例，1983 年以前，医院实行自主定价，Medicare 按照医院提供的费用项目清单付费，基金费用支出增长过快。1983 年，联邦政府 Medicare & Medicaid 管理中心（CMS）建立起针对住院服务的疾病诊断相关组定价方法（MS-DRGs）。CMS 依据 Medicare 当期筹资水平和所有医院往年 DRGs 的平均服务成本确定 DRGs 价格，并考虑市场因素、政策因素等对医院服务成本的影响，对不同医院的支付标准在征询其意见后进行权重调整。此外，在美国的私营医疗保险市场中，医院服务定价主要采用医疗保险机构与医院或医院集团谈判协商定价的方式（王虎峰，赵斌，2015）。可以认为，以服务购买为基础，通过医疗保险方与医疗服务提供者之间的谈判协商，形成的医疗服务价格符合双方的利益诉求，是未来医疗服务价格形成的重要机制。当前，我国医疗服务价格形成机制仍主要为政府定价的行政管理机制，导致服务价格扭曲、医疗机构依托检查和药品平衡收入等问题。对此，应以社会医疗保险服务购买为契机，推动医疗服务价格形成机制逐步向谈判协商机制转变。

第五，以服务购买促进付费方式改革。优化医疗费用支付方式，约束医疗服务的不合理供给，是抑制医疗费用不合理攀升、促进卫生资源有效配置的关键（李珍，2013）。从前面的研究我们可以看到，2003 以前，在英国 NHS 按照合同约定打包购买医院提供的一系列服务，由于该种支付方式并不能有效管控医院服务质量，2003 年开始 NHS 尝试引入一种基于服务本身（activity-based）、体现费用跟随患者（money would follow the pa-tient）、类似于 DRGs 的医院费用支付方式，即按结果付费（Payment by Results，PbR）。1996 年以前，德国 SHI 对医院的支付方式是按日（per-di-em）付费，由于 SHI 基金医院支出费用的快速增长，1993 年启动改革，从最初确定施行按病种付费（case fees）到尝试建立"一种通用的、基于绩效的、预付的、按病种的、综合考虑疾病的临床严重程度的患者医院费用支付方式"，到 2000 年 SHI 对医院的支付方式开始逐步向 G-DRG 过渡。在美国，Medicare 计划分别于 1983 年、2000 年建立起住院费用预付体系（inpatient prospective payment system，IPPS）和门诊病人预付体系（outpatient prospective payment system ，OPPS），IPPS 付费的核心为 MS-DRGs，OPPS 付费的核心为按门诊支付分类组付费（APCs）。当前，我国全民基本医疗保险覆盖的目标基本实现，基本医疗保险的保障水平也稳步提高，但医药费用过快增长的趋势并未得到有效控制，这恰恰说明优化基本医保医疗费用支付方式是我国现阶段卫生工作的重中之重。结合国际经验，我国社会医疗保险对医院费用的支付应以实施临床路径和 DRGs 为主体，即规范医院诊疗行为和控制医疗费用协同推进，在管控医疗费用的同时确保医疗服务的安全有效。

参考文献

中文部分

[1] 安燚，王振军．日间手术的概念和基本问题 [J].中国实用外科杂志，2007，27（1）：38－40.

[2] 毕书媛.16—18 世纪英国贵族精神的"渐进式"演变及其对社会风气的影响 [D].辽宁大学，2011.

[3] 毕天云．社会福利的文化透视：观点与简评 [J].社会学研究，2004，4：50－63.

[4] 毕天云．社会福利场域的惯习：福利文化民族性的实证研究 [M].北京：中国社会科学出版社，2004：13

[5] 曹琦．医疗保障服务包研究——基于制度比较的视角 [D].中国人民大学，2012.

[6] 曹荣桂．医院管理学．质量管理分册 [M].北京：人民卫生出版社，2011.

[7] 曾国安．论信息不对称产生的原因与经济后果 [J].经济学动态，1999（11）：58－60.

[8] 曾令发．嬗变中的新公共管理 [J].行政论坛，2008（2）：14－18.

[9] 陈刚. 治理理论的中国适用性及中国式善治的实践方略 [J]. 湖北社会科学, 2015 (2): 43 –48.

[10] 陈凯荣. 医疗服务行业中的市场失灵与政府失灵及其矫正 [J]. 发展研究, 2013 (4): 56 –60.

[11] 陈宁姗, 李建. 各国政府卫生投入及其对中国的启示 [J]. 卫生经济研究, 2003 (7): 27 –28.

[12] 陈琴. 政府卫生投入发展状况的实证分析与评价 [J]. 中国卫生事业管理, 2006, 22 (2): 68 –69.

[13] 陈晓云. 外部效应的价值评价与激励机制研究 [J]. 社会心理科学, 2001 (1): 1 –4.

[14] 程晓明. 卫生经济学（第三版）[M]. 北京: 人民卫生出版社, 2012.

[15] 代志明. 新医改热中的若干冷思考 [J]. 现代经济探讨, 2008 (1): 6 –9.

[16] 戴昌桥. 中美地方政府治理结构比较 [J]. 中国行政管理, 2011 (7): 96 –99.

[17] 戴维·奥斯本, 特德·盖布勒. 改革政府: 企业家精神如何改革着公共部门 [M]（再版）. 周敦仁, 汤国维, 寿进文, 徐荻洲, 译. 上海译文出版社, 2006.

[18] 邓大松. 论战后德国社会保障发展及其意义 [J]. 经济评论, 1998 (3): 81 –86.

[19] 段会平. 第一次世界大战前英国工党社会保障思想 [J]. 消费导刊, 2008 (5): 209 –209.

[20] 段会平. 英国工党社会保障政策研究 [D]. 新疆大学, 2004.

[21] 方江海, 陈朋. 英国政治制度的特点及其政治文化渊源 [J]. 重庆理工大学学报自然科学版, 2006, 20 (9): 93 –95.

[22] 方鹏骞，董四平，肖婧婧. 中国政府卫生投入的制度变迁与路径选择 [J]. 武汉大学学报（哲学社会科学版），2009，62（2）：201 －212.

[23] 费太安. 我国医疗服务提供中政府与市场关系：理论与实践走向 [J]. 财政研究，2013（7）：52－56.

[24] 冯文. 美国医院发展史 [J]. 医院管理论坛，2000（2）：119 －122.

[25] 冯文，陈育德，张拓红，等. 我国医疗服务领域资本准入政策的历史演变 [J]. 中华医院管理杂志，2003，19（9）：530－532.

[26] 冯文丽. 美国联邦儿童医疗保险制度评介 [J]. 保险研究，2008（9）：93－95.

[27] 傅虹桥. 新中国的卫生政策变迁与国民健康改善 [J]. 现代哲学，2015（5）：44－50.

[28] 傅殷才. 新保守主义经济学 [M]. 北京：中国经济出版社，1994.

[29] 高连克. 美国医疗保障制度的变迁及启示 [J]. 人口学刊，2007（2）：43－47.

[30] 高培勇，崔军. 公共部门经济学（修订版）[M]. 北京：中国人民大学出版社，2001.

[31] 顾昕，潘捷. 公立医院中的政府投入政策：美国经验对中国医改的启示 [J]. 学习与探索，2012（2）：107－112.

[32] 顾昕，余晖. 公立医院补偿长效机制研究 [J]. 中国市场，2011（42）：18－21.

[33] 顾昕. "补供方" 还是 "养供方" [J]. 中国医院院长，2008（1）：11.

[34] 顾昕. 补供方而不是养供方 [J]. 中国卫生，2009：48－49.

［35］顾昕. 公共财政转型与政府卫生筹资责任的回归［J］. 中国社会科学, 2010（2）: 103 – 120.

［36］顾昕. 行政型市场化与中国公立医院的改革［C］∥中国改革论坛. 2011: 15 – 31.

［37］顾昕. 全民免费医疗的市场化之路: 英国经验对中国医改的启示［J］. 东岳论丛, 2011, 32（10）: 25 – 31.

［38］顾昕. 全民医疗保险与公立医院中的政府投入: 德国经验的启示［J］. 东岳论丛, 2013, 34（2）: 53 – 59.

［39］顾昕. 全球性医疗体制改革的大趋势［J］. 中国社会科学, 2005（6）: 121 – 128.

［40］顾昕. 走向公共契约模式——中国新医改中的医保付费改革［J］. 经济社会体制比较, 2012（4）: 21 – 31.

［41］关志强. 还原健康权, 补供亦或补需［J］. 中国社会保障, 2007（1）: 49 – 50.

［42］郭滇华. 博弈视角下的社区卫生机构政府投入绩效管理研究［D］. 天津大学, 2010.

［43］郭吴新, 洪文达, 池元吉, 等. 世界经济（修订版）［M］. 北京: 高等教育出版社, 1990.

［44］何朝银. 中国医疗卫生改革: 加强政府责任与引入市场机制［J］. 兰州学刊, 2006（3）: 162 – 165.

［45］胡广宇, 缪之文, 韩玉哲. 我国非公立医疗机构资源配置现状研究［J］. 中国卫生信息管理杂志, 2012, 09（4）: 27 – 31.

［46］胡善联. “供需兼补”是国际趋势［J］. 中国卫生, 2008（3）: 16 – 16.

［47］胡善联. 中国农村合作医疗模式概览［J］. 中国初级卫生保健, 2003, 17（9）: 1 – 6.

[48] 胡苏云. 公立医院补偿和运行机制分析：问题和对策 [J]. 中国卫生经济, 2006 (7)：11 – 13.

[49] 胡苏云. 如何让公立医院真正姓"公" [J]. 中国医院院长, 2006 (16)：42 – 44.

[50] 全今花, 胡凌娟, 张金, 等. 医药卫生政策失灵：新医改难以破解"看病难、看病贵"的深层原因 [J]. 中国卫生事业管理, 2013, 30 (1)：4 – 5.

[51] 鞠连和. 论新公共管理理论的价值与局限 [J]. 社会科学战线, 2009 (10)：196 – 200.

[52] 孔祥永. 美国经济长期增长的逻辑 [J]. 社会科学, 2014 (5)：27 – 36.

[53] 蓝志勇. 从公共管理视角看美国的发展经验和中国面临的挑战 [J]. 中共浙江省委党校学报, 2006 (5)：5 – 16.

[54] 李凤芹, 张秀生. 积极推进政府购买医疗卫生服务 [J]. 宏观经济管理, 2014 (9)：56 – 58.

[55] 李和中. 西方新公共管理改革的基本内涵与启示 [J]. 中国软科学, 2002 (5)：18 – 21.

[56] 李俭峰, 冯豫红. 略论政府在公民医疗卫生保障中的责任 [J]. 江西社会科学, 2006 (11)：178 – 182.

[57] 李玲, 陈秋霖, 张维, 等. 公立医院的公益性及其保障措施 [J]. 中国卫生政策研究, 2010, 3 (5)：7 – 11.

[58] 李菲. 中国非公立医疗机构发展评价 [J]. 卫生软科学, 2016 (8)：12 – 16.

[59] 李睿, 宋森. 有关我国卫生事业性质的文献资料摘编 [J]. 中国卫生经济, 1991 (11).

[60] 李卫平. 社会医疗保险制度下公立医院财政补助机制 [J]. 中国

卫生政策研究，2008（1）：51－54.

[61] 李珍. 社会保障理论 [M]. 北京：中国劳动社会保障出版社，2013.

[62] 林江，蒋涌. 新医改中的公共医疗支出效率探讨 [J]. 现代财经－天津财经大学学报，2009（11）：19－23.

[63] 刘柏惠. 卫生事权划分的美国经验启示 [J]. 经济研究参考，2016（54）.

[64] 刘成，白爽. 安奈林·比万与英国医院国有化改革 [J]. 历史教学，2015（9）：54－58.

[65] 刘厚俊. 20世纪美国经济发展模式：体制、政策与实践 [J]. 南京大学学报（哲学·人文科学·社会科学），2000（3）：28－40.

[66] 刘继同，郭岩. 卫生事业公益性与福利性定性的本质区别是什么 [J]. 中国医院管理，2007，27（8）：4－8.

[67] 刘军民. 健全公立医院财政补偿机制 [J]. 中国财政，2007（1）：71－72.

[68] 刘军民. 新型农村合作医疗存在的制度缺陷及面临的挑战 [J]. 财政研究，2006（2）：34－37.

[69] 刘军民. 转轨过程中政府卫生投入与体制改革的评价及建议 [J]. 当代财经，2005（12）：49－55.

[70] 刘瑞旋，张大勇. 美国政党政治与社会保障制度 [J]. 经济研究导刊，2009（9）：206－207.

[71] 龙献忠，杨柱. 治理理论：起因、学术渊源与内涵分析 [J]. 云南师范大学学报（哲学社会科学版），2007，39（4）：30－34.

[72] 鲁莉. 英国文化之探索与启示 [J]. 科技信息，2009（31）：998－999.

[73] 罗伯特·帕奎特，俞宙明，等. 德国医疗卫生改革：行为体，

利益与立法过程分析——以《加强法定医保竞争法》（2007）为例［J］.德国研究，2009，24（4）：15－23.

［74］梅志罡.新公共管理理论及其借鉴意义［J］.行政论坛，2006（1）：5－8.

［75］孟庆跃.政府卫生投入分析和政策建议［J］.中国卫生政策研究，2008，1（1）：5－8.

［76］潘顺恩.澳大利亚新公共管理运动的概况及启示［J］.宏观经济研究，2005（3）：60－63.

［77］钱乘旦，陈晓律.英国文化模式溯源［M］.上海：上海社会科学院出版社，2003.

［78］钱乘旦.20世纪英国政治制度的继承与变异［J］.历史研究，1995（2）：136－151.

［79］宋森.关于我国卫生事业性质问题研讨的综述［J］.中国卫生经济，1991（6）.

［80］宋晓梧.公平：写在跨世纪大旗上［N］.健康报，2001，01.

［81］宋晓梧.建国60年我国医疗保障体系的回顾与展望［J］.中国卫生政策研究，2009，2（10）：6－14.

［82］孙德超，徐文才.医疗卫生服务不均等的现实考察及均等化途径［J］.经济问题，2012（10）：42－45.

［83］汤国风，陈世香.服务与竞争：新公共管理运动时期美国政府职能改革的基本内容及启示［J］.学习与实践，2005（12）：22－26.

［84］田敏，李连涛.美澳文化差异的历史分析及其各自对早期文学的影响［J］.大学英语：学术版，2005（00）：273－275.

［85］屠彦.我国政府卫生投入效率研究［J］.中国卫生经济，2012（9）：62－65.

［86］万红，徐周佳，蒋一鸣，等.公立医院成本控制实践与探索

[J].中国卫生经济, 2008, 27 (8): 69 - 71.

[87] 万泉, 柴培培, 王从从, 等. 部分地区政府卫生投入追踪研究
[J].中国卫生经济, 2012, 31 (4): 11 - 14.

[88] 王凡, 温小霓. 医疗供方诱导需求理论及其在我国的实证研究
[J].中国卫生经济, 2007, 26 (3): 7 - 10.

[89] 王根贤. 基于医疗服务特异性的公立医院治理结构与财政投入
研究 [J].当代财经, 2013 (1): 48 - 55.

[90] 王虎峰, 赵斌. 购买机制如何影响医疗服务价格——以美国医
疗保险为例 [J].北京航空航天大学学报 (社会科学版), 2016, 29 (2)
: 1 - 7.

[91] 王虎峰. 国际非营利医疗机构发展概述 [J].国外社会科学,
2009 (2): 92 - 99.

[92] 王禄生, 张里程. 我国农村合作医疗制度发展历史及其经验教
训 [J].中国卫生经济, 1996 (8): 14 - 15.

[93] 王绍光. 中国公共卫生的危机与转机 [J].比较, 2003, 7: 52
- 88.

[94] 王琬. 多党制下的德国医疗保险改革 [J].华中科技大学学报:
社会科学版, 2011, 25 (1): 60 - 65.

[95] 王鑫, 项莉. 公立医院医疗政策性亏损财政补偿方式研究 [J].
中国医院管理, 2010, 30 (6): 6 - 8.

[96] 王延中, 冯立果. 中国医疗卫生改革何处去——"甩包袱"式
市场化改革的资源集聚效应与改进 [J].中国工业经济, 2007 (8): 24
- 31.

[97] 王怡. 混合政体观下的分权制衡—对美国式民主的再探析 [J].
中南大学学报 (社会科学版), 2013 (5): 101 - 106.

[98] 王涌. 战后德国经济发展的特点及其对社会变化的意义 [J].经

济与社会发展，2016，14（2）：1－7.

[99] 王宗凡. 医疗保险谈判机制"释义"[J].中国社会保障，2011
（4）：80－82.

[100] 魏颖，杜乐勋. 卫生经济学与卫生经济管理 [M].北京：人民
卫生出版社，1998

[101] 吴爱明. 公共管理学 [M].武汉：武汉大学出版社，2012

[102] 吴志成. 西方治理理论述评 [J].教学与研究，2004，6（6）：
60－65.

[103] 肖海翔，刘乐帆. 政府卫生支出供需结构合理性探析——以湖
南省数据为例 [J].地方财政研究，2011（5）：19－23.

[104] 谢汪送. 社会市场经济：德国模式的解读与借鉴 [J].经济社
会体制比较，2007（2）：70－74.

[105] 许洁明. 近代英国政治稳定与发展析 [J].思想战线，1995
（3）：81－87.

[106] 许彦博. 论美国国会两院制的确立 [D].山东师范大
学，2004.

[107] 杨斌，杨植强. 美国医疗保障制度的嬗变及启示 [J].中州学
刊，2013（2）：77－82.

[108] 杨敬宇，杨永宏. 政府在基本卫生制度构建中的主导作用研究
[J].甘肃理论学刊，2015（3）：122－126.

[109] 杨亮. 中国政府卫生支出的问题与对策 [D].武汉大
学，2012.

[110] 姚燕. 德国的社会市场经济和经济秩序伦理 [J].中国社会科
学院研究生院学报，2008（1）：43－49.

[111] 于保荣. 发挥市场机制切实推进医疗服务体制改革 [J].卫生
经济研究，2014（10）：19－24.

［112］俞可平．治理和善治引论［J］.马克思主义与现实，1999（5）：37－41.

［113］俞可平．治理与善治［M］.北京：社会科学文献出版社，2000.

［114］臧芝红，孙玉栋.2008—2012年北京市政府卫生投入情况分析［J］.中国卫生经济，2014，33（10）：64－66.

［115］湛志伟．完善我国公立医院财政补助政策的思考［J］.中国卫生事业管理，2012，29（5）：327－329.

［116］张康之．论政府的非管理化——关于"新公共管理"的趋势预测［J］.教学与研究，2000（7）：31－37.

［117］张奇林．美国医疗保障制度研究．北京：人民出版社，2005.

［118］张鑫，陈士福，陈宁宁．美国医疗保障制度与自由主义的人文观［J］.医学与哲学，2010，31（21）：59－60.

［119］张志斌．新公共管理与公共行政［J］.武汉大学学报（哲学社会科学版），2004，57（1）：104－113.

［120］赵斌，梁海伦，袁媛，等．美国医疗储蓄账户计划述评［J］.医学与哲学，2011，32（19）：42－43.

［121］赵大海．政府对公立医院财政投入的水平和方式研究［J］.财政研究，2010（2）：7－9.

［122］郑秉文．信息不对称与医疗保险［J］.经济社会体制比较，2002（6）：8－15.

［123］郑春荣．英国社会保障制度［M］.上海：上海人民出版社，2012.

［124］周尚成．医疗保险谈判机制构建的现状分析及路径探索［J］.社会保障研究，2010（2）：49－58.

［125］周淑真．宪政体制与政党政治的关系分析［J］.中国人民大学

学报，2010，24（5）：112－118.

　　［126］朱恒鹏，昝馨，向辉.财政补偿体制演变与公立医院去行政化改革［J］.经济学动态，2014（12）：61－71.

　　［127］朱宏晋.财政支持公立医院改革的路径思考［J］.中国财政，2015（2）：60.

　　［128］竺乾威.有限政府与分权管理——美国公共管理模式探析［J］.上海师范大学学报：哲学社会科学版，2013，42（3）：38－45.

　　［129］庄艳，王亚敏.《1787年宪法》和美国政体的转变［J］.知识经济，2010（4）：163－164.

英文部分

　　［1］American Hospital Association（AHA）. Report on the capital crisis：Impact on hospitals［EB/OL］.http：//www. aha. org/content/00-10/090122capitalcrisisreport. pdf，2009－01（2009a）/2016－12－10.

　　［2］American Hospital Association（AHA）. Teaching hospitals：Their impact on patients and the future of health care workforce［EB/OL］.http：//www. aha. org/research/reports/tw/twsept2009teaching. pdf，2009－09（2009b）/2016－12－01.

　　［3］American Hospital Association（AHA）.Fast facts on US hospitals［EB/OL］.http：//www. aha. org/research/rc/stat-studies/fast-facts. shtml，2017－01/2017－01－19.

　　［4］American Hospital Association（AHA）.Federal capital financing programs for hospitals［EB/OL］.http：//www. aha. org/advocacy-issues/capital-financing. shtml，2016/2016－12－12.

　　［5］Appleby J, Harrison T, Hawkins L, et al. Payment by results：How can payment systems help to deliver better care［J］. London, The Kings

Fund, 2012.

[6] Arrow K J. Uncertainty and the welfare economics of medical care [J]. The American Economic Review, 1963, 53 (5) : 941 –973.

[7] Asplin B R, Rhodes K V, Levy H, et al. Insurance status and access to urgent ambulatory care follow-up appointments [J]. Journal of the American medical association, 2005, 294 (10) : 1248.

[8] Association of independent healthcare organisations (AIHO) . AIHO annual news 2015 [EB/OL]. http: //www. aiho. org. uk/doc_ view/647-aiho-an-nual-news – 2015, 2015 – 08, 2016 – 12 – 01.

[9] Barzelay M, Armajani B J. Breaking through bureaucracy : A new vision for managing in government [M]. University of California Press, 1992.

[10] Bodenheimer T, Pham H H. Primary care: Current problems and proposed solutions. [J]. Health Affairs, 2010, 29 (5) : 799 –805.

[11] Böhm K. Federalism and the "New Politics" of hospital financing [J]. German Policy Studies, 2010, 6 (3) : 99.

[12] Boyle S. Payment by Results in England [J]. Health Worker Migration in Europe: Assessing the Policy Options, 2007, 13 (1) : 12.

[13] Browne M J. Evidence of adverse selection in the individual health insurance market [J]. Journal of Risk & Insurance, 1992, 59 (1) : 13 –33.

[14] Busse R, Blümel M. Germany. Health system review [J]. Health Systems in Transition, 2014, 16 (2) .

[15] Busse R, Schreyögg J, Smith P C. Editorial: Hospital case payment systems in Europe [J]. Health Care Management Science, 2006, 9 (3) : 211 –213.

[16] Care Quality Commission (CQC) . About us: What we do and how we do it [EB/OL]. http: //www. cqc. org. uk/sites/default/files/documents/

20131108% 206657_ CQC_ Aboutus_ A5_ Web% 20version. pdf, 2013 – 11/ 2016 – 11 – 22.

[17] Centers for Medicare & Medicaid services (CMS) . Brief summaries of medicare and medicaid [EB/OL]. https://www. cms. gov/Research-Statistics-Data-and-Systems/Statistics-Trends-and-Reports/MedicareProgramRatesStats/Downloads/ MedicareMedicaidSummaries2016. pdf, 2016 – 11 (2016a) /2016 – 12 – 01.

[18] Centers for Medicare & Medicaid services (CMS) . Children's health insurance program [EB/OL]. https://www. medicaid. gov/chip/downloads/ chip-map. pdf, 2015 – 05/2016 – 12 – 23.

[19] Centers for Medicare & Medicaid Services (CMS) . National health expenditures tables [EB/OL]. https://www. cms. gov/Research-Statistics-Data-and-Systems/Statistics-Trends-and-Reports/NationalHealthExpendData/National-HealthAccountsHistorical. html, 2016 – 12 (2016b) /2016 – 12 – 20.

[20] Cylus J, Richardson E, Findley L, et al. United Kingdom: Health system review [J]. Health Systems in Transition, 2015, 17 (5) : 1.

[21] Davis K, Stremikis K, Schoen C, et al. Mirror, mirror on the wall, 2014 update: how the US health care system compares internationally [J]. The Commonwealth Fund, 2014, 16 : 1 – 31.

[22] Department of Health (DH) . A simple guide to payment by results [EB/OL]. https://www. gov. uk/government/publications/simple-guide-to-payment-by-results, 2012 – 11/2016 – 11 – 26.

[23] Department of Health (DH) . Department of health annual report and accounts 2015 to 2016 [EB/OL]. https://www. gov. uk/government/uploads/system/uploads/attachment_ data/file/539602/DH_ Annual_ Report_ Web. pdf, 2016 – 07/2016 – 12 – 20.

[24] Department of Health (DH) . The NHS constitution [EB/OL]. ht-

tps: ∥www. gov. uk/government/uploads/system/uploads/attachment _ data/ file/480482/NHS_ Constitution_ WEB. pdf, 2015 – 07/2016 – 11 – 10.

[25] Department of Health (DH) . Annual reports and accounts: 2014 – 15 [EB/OL]. https: ∥www. gov. uk/government/uploads/system/uploads/at- tachment_ data/file/447002/DH_ accounts_ 14 – 15_ web. pdf, 2015 – 03/ 2016 – 12 – 18.

[26] Department of Health, Social Services and Public Safety of Northern Ireland (DHSSPS) . DHSSPS framework document [EB/OL]. https: ∥ www. health-ni. gov. uk/sites/default/files/publications/health/dhssps-frame- work-document-september-2011. pdf, 2011 – 09/2016 – 11 – 20.

[27] Deutsche Krankenhaus Gesellschaft (DKG) . Bestandsaufnahme zur krankenhausplanung und investitionsfinanzierung in den bundesl? ndern [EB/ OL]. http: ∥www. dkgev. de/, 2015 – 08/2016 – 10 – 15.

[28] Deutsche Krankenhausgesellschaft (DKG) . Key-data of Germany' s hospitals [EB/OL]. http: ∥www. dkgev. de/, 2016 – 06/2016 – 10 – 15.

[29] Docteur E, Oxley H. Health-care systems: Lessons from the reform Experience [J]. OECD health working papers, 2003 (9) : 1.

[30] Erlandsen E. Improving the efficiency of health care spending: se- lected evidence on hospital performance [J]. OECD economic department work- ing papers, 2007 (555) : 1.

[31] Federal Ministry of Health. Who we are [EB/OL]. http: ∥ www. bmg. bund. de/en. html, 2016 – 04/2016 – 10 – 15.

[32] Feinglass J, Holloway J J. The initial impact of the medicare prospec- tive payment system on US health care: A review of the literature [J]. Medical Care Research and Review, 1991, 48 (1) : 91 – 115.

[33] Figueras J, Saltman R B, Falkingham J, et al. European observatory

on health care systems series ［J］. Public Health, 2006, 120 (5) : 478 – 479.

［34］ Gallagher J, Hinze D. Financing options for devolved government in the UK ［J］. Department of Economics, University of Glasgow, Working paper, 2005.

［35］ Geissler A, Scheller-Kreinsen D, Quentin W, et al. Germany: understanding G-DRGs ［J］. Diagnosis-related groups in Europe, 2011 : 243 – 271.

［36］ Gemeinsamer Bundesausschuss (G-BA) . Decisions on healthcare benefits ［EB/OL］. http: // www. english. g-ba. de, 2014 – 10/2016 – 10 – 15.

［37］ Gemeinsamer Bundesausschuss (G-BA) . The federal joint committee ［EB/OL］. http: //www. english. g-ba. de, 2015/2016 – 10 – 15.

［38］ Gerlinger T. Health care reform in Germany ［J］. German Policy Studies, 2010, 6 (1) : 107.

［39］ GKV-Spitzenverband. Annual report 2014: Quality – improving, assuring, publishing ［EB/OL］. http: //www. gkv spitzenverband. de, 2015 – 01 – 23/2016 – 10 – 15

［40］ Grossman M. On the concept of health capital and the demand for health ［J］. Journal of Political Economy, 1972, 80 (2) : 223 – 255.

［41］ Halbe B. Krankenhausfinanzierungsreformgesetz (KHRG) : Auswirkungen für Krankenh? user ［M］. Medhochzwei verlag, 2010.

［42］ Health & Social Care Information Center (HSCIC) . 2016 Hospital estates and facilities statistics ［EB/OL］. http: //hefs. hscic. gov. uk/ReportFilter. asp, 2016 – 03/2016 – 12 – 10.

［43］ Health & Social Care Information Center (HSCIC) . General practice trends in the UK to 2015 ［EB/OL］. http: //content. digital. nhs. uk/media/ 21726/General-Practice-Trends-in-the-UK-to-2015/pdf/General _ Practice _

Trends_ in_ the_ UK_ to_ 2015. pdf, 2016 – 07/2016 – 11 – 10.

[44] Heckscher C C, Donnellon A M. The post-bureaucratic organization : New perspectives on organizational change [J]. American Journal of Surgery, 1994, 118 (6) : 960 – 3.

[45] Hellowell M, Pollock A M. Non-profit distribution: The scottish approach to private finance in public services [J]. Social Policy & Society, 2009, 8 (3) : 405 – 418.

[46] Hess W. Hospitals walking a tightrope between reform pressure and financial straits [J]. Economic Research Allianz Group-Dresdner Bank, Working Paper, 2005 (49) : 1.

[47] HM Treasury. Spending review and autumn statement 2015 [EB/OL]. https: //www. gov. uk/government/uploads/system/uploads/attachment _ data/file/479749/52229_ Blue_ Book_ PU1865_ Web_ Accessible. pdf, 2015 – 11/2016 – 11 – 20.

[48] HM Treasury. The green book: Appraisal and evaluation in central government [EB/OL]. http: //www. hm-treasury. gov. uk/d/green_ book_ complete. pdf, 2003/2016 – 11 – 26.

[49] Hood C. A public management for all seasons? [J]. Public Administration, 1991, 69 (1) : 3 – 19.

[50] ISD Scotland. Annual acute hospital activity and NHS beds information in Scotland [EB/OL]. http: //www. isdscotland. org/Health-Topics/Hospital-Care/Publications/2016 – 12 – 20/2016 – 12 – 20 – AcuteActivityQuarterly-Report. pdf, 2016 – 10/2016 – 12 – 18.

[51] ISD Scotland. How the resource allocation formula works in practice [EB/OL]. http: //www. isdscotland. org/Health-Topics/Finance/Publications/ 2016 – 12 – 13/Resource-Allocation-How-Formula-works-in-practice. pdf? 06:

35：10, 2016 – 12/2016 – 12 – 18.

[52] Kaiser Family Foundation (KFF) . Holes in America's health care safety net [EB/OL]. http：//www. commed. vcu. edu/IntroPH/CommunityPrograms4PC/Threadbare-Holes-in-America-s-Health-Care-Safety-Net-report. pdf，2005 – 10/2016 – 12 – 01.

[53] Kaiser Family Foundation (KFF) . Implementing coverage and payment initiatives：results from a 50-state medicaid budget survey for state fiscal years 2016 and 2017 [EB/OL]. http：//kff. org/report-section/implementing-coverage-and-payment-initiatives-managed-care-initiatives/， 2016 － 10 (2016a) /2016 – 12 – 21.

[54] Kaiser Family Foundation (KFF) . Medicaid financing：The basics [EB/OL]. http：//files. kff. org/attachment/Issue-Brief-Medicaid-Financing-The-Basics，2016 – 11 (2016b) /2016 – 12 – 01.

[55] Kaiser Family Foundation (KFF) . Medicare advantage 2012 data spotlight：enrollment market update [EB/OL]. http：//www. kff. org/medicare/8323. cfm，2012 – 05/2016 – 12 – 02.

[56] Kaiser Family Foundation (KFF) . The facts on medicare spending and financing [EB/OL]. http：//kff. org/medicare/issue-brief/the-facts-on-medicare-spending-and-financing/，2016 – 07 (2016c) /2016 – 11 – 20.

[57] Kaiser Family Foundation/Health Research & Educational Trust (KFF/HRET) . 2015 employer health benefits annual survey [EB/OL]. http：//files. kff. org/attachment/report-2015-employer-health-benefits-survey，2015 – 09/2016 – 09 – 20.

[58] Klenk T, Reiter R. The governance of hospital markets-comparing two bismarckian countries [J]. European Policy Analysis, 2015, 1 (1) ：108

[59] Krueger P M, Bhaloo T, Rosenau P V. Health lifestyles in the Unit-

ed States and Canada: Are we really so different? [J]. Social Science Quarterly, 2009, 90 (5): 1380 – 1402.

[60] Kumar A, Schoenstein M. Managing hospital volumes Germany and experiences from OECD countries [J]. OECD health working papers, 2013 (64): 2 – 32.

[61] Langenbrunner J C, Wiley M M. Hospital payment mechanisms: Theory and practice in transition countries [J]. Hospitals in a changing Europe, 2002: 150.

[62] Le Grand J. Competition, cooperation, or control? Tales from the British National Health Service [J]. Health Affairs, 1999, 18 (3): 27 – 39.

[63] Llewelyn-Davies R, Macaulay H M. Hospital planning and administration [J]. Monograph, 1966, 54: 3 – 215.

[64] Lungen M, Lapsley I. The reform of hospital financing in Germany: An international solution? [J]. Journal of Health Organization and Management, 2003, 17 (5): 360 – 372.

[65] Maierrigaud F P. Competition in hospital services – the policy dimension [J]. Social Science Electronic Publishing, 2012.

[66] Maniadakis N, Hollingsworth B, Thanassoulis E. The impact of the internal market on hospital efficiency, Productivity and service quality [J]. Health Care Management Science, 1999, 2 (2): 75 – 85.

[67] McKee M, Healy J. Hospitals in a changing Europe [M]. Open University Press, 2002.

[68] McPake B, Hanson K. Hospitals' response to increasing autonomy and market forces: evidence from 4 countries [C]. WIDER Conference: Advancing Health Equity, 2006.

[69] Medicaid and CHIP Payment and Access Commission (MACPAC).

Medicaid Inpatient hospital services payment policy [EB/OL]. https://www. macpac. gov/wp-content/uploads/2016/03/Medicaid-Inpatient-Hospital-Services-Payment-Policy. pdf, 2016 - 03 (2016a) /2016 - 12 - 22.

[70] Medicaid and CHIP Payment and Access Commission (MACPAC). Medicaid outpatient payment policy [EB/OL]. https://www. macpac. gov/wp-content/uploads/2016/07/Medicaid-Outpatient-Payment-Policies-Overview. pdf, 2016 - 07 (2016b) /2016 - 12 - 22.

[71] Medicare Payment Advisory Commission (MEDPAC). Hospital acute inpatient services payment system [EB/OL]. http://www. medpac. gov/docs/default-source/payment-basics/medpac_ payment_ basics_ 16_ hospital _ finalecfc0fadfa9c665e80adff00009edf9c. pdf? sfvrsn = 0, 2016 - 10 (2016a) /2016 - 12 - 19.

[72] Medicare Payment Advisory Commission (MEDPAC). Medicare advantage program payment system [EB/OL]. http://www. medpac. gov/docs/default-source/payment-basics/medpac _ payment _ basics _ 16 _ ma _ final. pdf? sfvrsn = 0, 2016 - 10 (2016b) /2016 - 12 - 19.

[73] Medicare Payment Advisory Commission (MEDPAC). Outpatient hospital services payment system [EB/OL]. http://www. medpac. gov/docs/default-source/payment-basics/medpac_ payment_ basics_ 16_ opd_ final. pdf? sfvrsn = 0, 2016 - 10 (2016c) /2016 - 12 - 19.

[74] Mobley IV L R, Magnussen J. An international comparison of hospital efficiency: does institutional environment matter? [J]. Applied Economics, 1998, 30 (8): 1089 - 1100.

[75] Monitor. 2016/17 National Tariff Payment System [EB/OL]. https://www. gov. uk/government/uploads/system/uploads/attachment _ data/file/509697/2016 - 17_ National_ Tariff_ Payment_ System. pdf, 2016 - 03/

2016 - 11 - 26.

［76］Mossialos E, Wenzl M, Osborn R, et al. International profiles of health care systems, 2015 ［M］. The Commonwealth Fund, 2016.

［77］National Audit Office （NAO）. The management of surplus property by trusts in the NHS in England ［EB/OL］. http：//www. nao. org. uk/publica-tions/0102/the_ management_ of_ surplus_ prop. aspx, 2002 - 03/2016 - 11 - 26.

［78］National Center for Health Statistics （NCHS）. Health insurance coverage：Early release of estimates from the national health interview survey, 2015 ［ EB/OL ］. https：//www. cdc. gov/nchs/data/nhis/earlyrelease/in-sur201605. pdf, 2016 - 05 （2016a） /2016 - 11 - 16.

［79］National Center for Health Statistics （NCHS）. Health, United States, 2015 ［ EB/OL ］. https：//www. cdc. gov/nchs/data/hus/hus15. pdf, 2016 - 05 （2016b） /2016 - 11 - 16.

［80］National Institute for Health and Care Excellence （NICE）. Social value judgements：Principles for the development of NICE guidance （second edi-tion） ［EB/OL］. https：//www. nice. org. uk/Media/Default/About/what-we-do/ Research-and-development/Social-Value-Judgements-principles-for-the-develop-ment-of-NICE-guidance. pdf, 2013/2016 - 11 - 20.

［81］Naylor C. Clinical commissioning groups：Supporting improvement in general Pactice? ［M］. The King' s Fund , 2013.

［82］Newdick C. Who should we treat?：rights, rationing, and resources in the NHS （2nd edition）. Oxford：Oxford University Press, 2005.

［83］NHS Commission Board. Clinical commissioning group governing body members：Roles outlines, attributes and skills ［EB/OL］. https：// www. england. nhs. uk/wp-content/uploads/ccg-members-roles. pdf, 2012 - 10/

2016 - 11 - 26.

　　［84］NHS England. NHS England annual report and account 2014 - 15 ［EB/OL］. https：//www. england. nhs. uk/wp-content/uploads/2015/07/nhse-annual-report-2014 - 15. pdf, 2015 - 07 （2015a） /2016 - 11 - 26.

　　［85］NHS England. NHS England business case approvals process for capital investment, Property, Equipment and ICT ［EB/OL］. https：//www. england. nhs. uk/wp-content/uploads/2013/08/bus-case-cap-invest-property-ict. pdf, 2013 - 08/2016 - 11 - 26.

　　［86］NHS England. NHS standard contract：Guidance on national variations to existing 2012/13, 2013/14 and 2014/15 form contracts ［EB/OL］. https：//www. england. nhs. uk/wp-content/uploads/2015/04/guid-nat-vartin-options. pdf, 2015 - 04 （2015b） /2016 - 11 - 26.

　　［87］NHS England. Technical guide to the formulae for 2014 - 15 and 2015 - 16 revenue allocations to clinical commissioning groups and area teams ［　EB/OL　］. http：//101. 96. 8. 164/webarchive. nationalarchives. gov. uk/20160830094443/www. england. nhs. uk/wp-content/uploads/2014/03/tech-guide-rev-allocs. pdf, 2014 - 03/2016 - 11 - 26.

　　［88］NHS England. Understanding the new NHS：A guide for everyone working and training within the NHS ［EB/OL］. https：//www. england. nhs. uk/wp-content/uploads/2014/06/simple-nhs-guide. pdf, 2014 - 06/2016 - 11 - 10.

　　［89］NHS England. Who pays? Determining responsibility for payments to providers ［EB/OL］. http：//www. england. nhs. uk/wp-content/uploads/2013/08/who-pays-aug13. pdf, 2013 - 08/2016 - 11 - 26.

　　［90］NHS HSCIC. Healthcare resource group 4 ［EB/OL］. http：//www. wales. nhs. uk/sitesplus/documents/299/20131119_ DDCN_ 162013. pdf, 2013 - 11/2016 - 12 - 18.

[91] Oswald B. The hospital financing system in Germany [J]. Australian Health Review, 1997, 20 (3): 20 – 37.

[92] Pollitt C. Joined-up government: A survey [J]. Political Studies Review, 2003, 1 (1): 34 – 49.

[93] Pradhan S. Evaluating public spending: A framework for public expenditure reviews [M]. World Bank Publications, 1996.

[94] Quentin W, Geissler A, Scheller-Kreinsen D, et al. DRG-type hospital payment in Germany: The G-DRG system [J]. Euro Observer, 2010, 12 (3): 4 – 6.

[95] Rechel B, Erskine J, Dowdeswell B, et al. Capital investment for health: case studies from Europe [M]. European Health Property Network, 2009.

[96] Rechel B, Wright S, Edwards N. Investing in hospitals of the future [M]. WHO Regional Office Europe, 2009.

[97] Rhodes R A W. The new governance: Governing without government 1 [J]. Political Studies, 1996, 44 (4): 652 – 667.

[98] Rice T, Rosenau P, Unruh L Y, et al. United States of America: Health system review [J]. Health Systems in Transition, 2013, 15 (3): 1 – 431.

[99] Rosenbaum S, Burke T. Accountable care organizations [J]. Public Health Reports, 2011, 126 (6): 875 – 878.

[100] Rothschild M, Stiglitz J. Equilibrium in competitive insurance markets: An essay on the economics of imperfect information [J]. The Quarterly Journal of Economics, 1976: 629 – 649.

[101] Rubel E J. Implementing the National Health Planning and Resources Development Act of 1974. [J]. Public Health Reports, 1976, 91 (11)

：1211 - 1214.

[102] Rürup B, Albrecht M, Igel C, et al. Umstellung auf eine monistische Finanzierung von Krankenh? usern [J]. Expertise im Auftrag des Bundesministeriums für Gesundheit, Berlin, 2008.

[103] Saha S, Coffman D D, Smits A K. Giving teeth to comparative-effectiveness research—the Oregon experience [J]. New England Journal of Medicine, 2010, 362 (7)：e18.

[104] Salisbury C, Chalder M, Scott T M, et al. What is the role of walk-in centres in the NHS? [J]. BMJ, 2002, 324 (7334)：399 - 402.

[105] Saltman R B, Figueras J. Analysing the evidence on European health care Reform [J]. Health Affairs, 1998, 17 (2)：85 - 108.

[106] Schlette S, Lisac M, Blum K. Integrated primary care in Germany：The road ahead [J]. International Journal of Integrated Care, 2009, 9 (2)：1 - 11.

[107] Schuhmann T M. Hospital capital spending：Shifting and slowing even before the financial meltdown [J]. Healthcare Financial Management Journal of the Healthcare Financial Management Association, 2009, 63 (11)：92 - 8, 100, 102.

[108] Schulten T. Liberalisation, privatisation and regulation in the German healthcare sector/hospitals [J]. Country reports on liberalisation and privatisation processes and forms of regulation, 2006, 1.

[109] Shortell S M, Casalino L P, Fisher E S. How the center for medicare and medicaid innovation should test accountable care organizations. [J]. Health Affairs, 2010, 29 (7)：1293 - 8.

[110] Simmons C W. Hospital planning：What happened to california's certificate of need program? [M]. California State Library, California Research

Bureau, 2006.

[111] Simonet D. Managed Care in the USA: Origins, HMO strategies and the marketing of health services [J]. Journal of Public Affairs, 2007, 7 (4): 357 – 371.

[112] Smith C J. The Hill-Burton Act: A basis for the prevention of urban hospital relocation [J]. Indiana Law Journal, 1980, 55 (4): 5.

[113] Stoker G. Governance as theory: Five propositions [J]. International Social Science Journal, 1998, 50 (155): 17 – 28.

[114] The Department of Health (DoH). Results from local commissioning group 2014/2015 model [EB/OL]. https://www. health-ni. gov. uk/sites/default/files/publications/dhssps/results-lcgs-2014 – 15 – model. pdf, 2014/2016 – 12 – 18.

[115] The Department of Health (DoH). Hospital statistics: Inpatient and day case activity statistics 2015/16 [EB/OL]. https://www. health-ni. gov. uk/sites/default/files/publications/health/hs-inpatient-day-case-stats-15 – 16. pdf, 2016 – 08/2016 – 12 – 01.

[116] The King's Fund. The New NHS [EB/OL]. https://www. kingsfund. org. uk/sites/files/kf/media/how-is-the-new-nhs-structured. pdf, 2013 – 04/2016 – 11 – 20

[117] Webster C. The national health service: A political history [M]. New York: Oxford University Press, 2002.

[118] Welsh Government. Wales infrastructure investment plan: 2015 annual report [EB/OL]. http://gov. wales/docs/caecd/publications/150623-annual-report-en. pdf, 2015 – 06/2016 – 12 – 10.

[119] World Health Organization (WHO). How can hospital performance be measured and monitored? [EB/OL]. http://www. euro. who. int/_ _

data/assets/pdf_ file/0009/74718/E82975. pdf, 2003 – 08/2016 – 01 – 22.

[120] Wilson J. Citizen major? The rationale and impact of the citizen's charter [J]. Public Policy & Administration, 1996, 11 (1) : 45 – 62.

[121] Woods N. The challenge of good governance for the IMF and the world bank themselves [J]. World Development, 2000, 28 (5) : 823 – 841.

[122] World Bank. World development report 1993: Investing in health [M]. New York: Oxford University Press, 1993.

[123] World Health Organization (WHO) . Constitution of the world health organization (48th ed.) [EB/OL]. http://apps. who. int/gb/bd/, 2014 – 12/2016 – 09 – 15.

[124] World Health Organization (WHO) . The world health report 2000- health systems: Improving performance [M]. WHO, 2000.

[125] World Health Organization (WHO) . The world health report 2010- health systems financing: The path to universal coverage [M]. WHO, 2010.

[126] OECD, The Reform of Health Care: A comparative analysis of seven OECD Countries. Paris: Organization for Economic Cooperation and Development, 1992, pp. 19 – 27, p. 120, pp. 19 – 27.

[127] Hurst J. The reform of health care: A comparative analysis of seven OECD countries [M]. Organization for Economic Cooperation and Development, 1992.